AF384389

TRAITEMENT

DES

MALADIES DU CŒUR

LEÇONS FAITES A L'HOPITAL DE LA CHARITÉ

PAR

M. le Dr Constantin PAUL

Membre de l'Académie de Médecine
Médecin de l'hôpital de la Charité
Professeur agrégé à la Faculté de Médecine de Paris

RECUEILLIES ET RÉDIGÉES

Par le Dr Armand MALBEC

Ancien interne prov. des hôpitaux
Préparateur à la Faculté de Médecine de Paris

PARIS

IMPRIMERIE V. GOUPY, G. MAURIN, Succ^r

71, RUE DE RENNES, 71

1897

PRÉFACE

CONSTANTIN PAUL n'est plus, mais l'enseignement de ce maître incontesté de la thérapeutique et de la pathologie cardiaque doit lui survivre; c'est pourquoi nous avons cru devoir réunir les conférences cliniques qu'il avait faites à l'hôpital de la Charité pendant les dernières années de sa vie et que nous avons recueillies, rédigées et publiées dans la Tribune médicale. Le programme qu'il s'était tracé n'a pu être rempli complètement, la maladie ne lui ayant point permis de terminer ses leçons; nous avions pensé tout d'abord achever ce travail en nous aidant des notes que notre bien regretté maître nous avait confiées et en nous inspirant des conseils presque quotidiens qu'il nous avait donnés dans ses entretiens familiers et amicaux; mais quoique bien imprégné de ses

idées, nous ne pouvons assumer la respon-
sabilité d'une pareille tâche, nous manque-
rions certainement d'autorité et d'expérience.

Qu'il nous soit seulement permis de présenter ces quelques pages de thérapeutique
cardiaque dans lesquelles on trouvera de
précieux conseils pratiques sur le traitement
hygiénique et médicamenteux des principales
affections du cœur. Ce sera un dernier
hommage à la mémoire d'un maître excellent qui nous fut toujours cher.

A. MALBEC.

TRAITEMENT

DES

MALADIES DU CŒUR

I

De l'examen du cœur.

Messieurs,

En commençant cette série de conférences, je dois tout d'abord vous dire quel est mon but et quelle sera ma méthode.

J'ai l'intention de vous entretenir de la *thérapeutique des maladies du cœur*, et, pour arriver à ce but, je vous ferai connaître avant tout très exactement la maladie à combattre, je vous exposerai ensuite les agents thérapeutiques employés contre l'affection que nous étudierons, en bien précisant la technique à suivre dans leur application, enfin je vous montrerai sur le malade, autant que possible, les résultats obtenus par la médication.

Je ne me dissimule pas la difficulté de la tâche que j'ai entreprise en voulant vous exposer la thérapeutique d'un organe qui ne s'arrête jamais, n'a pas de suppléant, mais simplement des auxiliaires ; d'autre part, il peut paraître téméraire d'oser parler des maladies du cœur dans cet hôpital où Corvisart, Laënnec, Bouillaud, Andral ont professé, et dans lequel M. Potain fait encore aujourd'hui son enseignement ; je crois néanmoins

pouvoir vous être utile en me plaçant sur un terrain purement clinique et pratique.

Aujourd'hui, Messieurs, je voudrais vous apprendre comment on examine un cœur ; mais il importe auparavant de vous rappeler quelques notions anatomiques nécessaires pour faciliter cette étude.

Le cœur est compris dans un sac fibreux, le péricarde, qui se trouve situé en avant et au milieu du thorax. Présentant la forme d'une pyramide triangulaire, le sac péricardique répond par son sommet à la première pièce du sternum, derrière lequel il se trouve situé, à 18 ou 20 millimètres de la ligne médiane. La base, triangulaire, repose sur le centre phrénique du diaphragme, auquel elle est attachée très solidement ; le sommet du triangle basal, situé en arrière, correspond à la veine cave inférieure ; la base est en avant, derrière le sternum, débordant la ligne médiane de 3 centimètres à droite et de 8 à 10 centimètres à gauche. Le bord droit de la base péricardique va directement d'avant en arrière, presque parallèlement au plan médian du corps, le bord gauche est oblique et va du côté droit de la colonne vertébrale, derrière la veine cave, à la pointe du cœur. La base péricardique forme donc une surface plane, presque horizontale, un peu oblique cependant d'arrière en avant et de droite à gauche, l'angle droit du triangle basal se trouvant plus élevé de 2 centimètres environ que l'angle gauche.

Le péricarde est extrêmement fixe dans sa position dans le thorax ; il se trouve par son sommet en continuité avec les gros vaisseaux, auxquels il prête appui, et est relié au squelette par trois ligaments qui assurent sa fixité :

1° Le ligament de Béraud ou ligament suspenseur du péricarde, qui, situé un peu au-devant et à gauche de l'aorte, naît du péricarde au niveau de la crosse et va s'implanter sur la partie moyenne et latérale gauche de la troisième vertèbre cervicale et se confondre avec le ligament intervertébral;

2° Le ligament de Richet, qui se confond avec l'aponévrose moyenne du cou et va s'insérer à l'os hyoïde;

3° Le ligament de Luschka, décrit par MM. Lannelongue et Le Dentu sous le nom de ligament costo-péricardique, et qui va se fixer au sternum et aux premières côtes.

Par sa base, le péricarde est fixé au diaphragme et, par l'intermédiaire de celui-ci, se trouve fixé en arrière à la colonne vertébrale, sur les trois premières vertèbres lombaires, par le pilier droit, et à la seconde et à la troisième vertèbres lombaires par le pilier gauche; en avant, les fibres vont se fixer à la partie postérieure de l'appendice xyphoïde; latéralement sur les côtes.

Ainsi le péricarde est extrêmement fixe et le cœur ne peut se mouvoir que dans les limites de son enveloppe. En bas, le cœur repose directement sur le diaphragme et tout déplacement est impossible; à gauche, dans une position déclive, il peut se faire un léger déplacement, mais à droite le cœur se trouve fixé par la veine cave qui a un très court trajet depuis son orifice au niveau du diaphragme jusqu'à son embouchure dans l'oreillette.

Je dois ici, Messieurs, vous signaler une erreur classique : on dit généralement que le diaphragme s'abaisse dans l'inspiration; or, il n'en est rien, car, si le diaphragme s'abaissait, le cœur qui repose directement sur le centre phrénique suivrait ce mouvement et devrait descendre à chaque inspiration, ce qui n'est point, le cœur n'ayant d'autre mouvement que celui de rotation sur lui-même.

Il résulte de tous ces faits que le cœur, dans l'état normal, ne change point de position et qu'on peut examiner indifféremment un malade assis ou couché; ce n'est que dans certains cas pathologiques, où le poids du cœur a considérablement augmenté et qu'il a vaincu peu à peu la résistance de ses ligaments, qu'on peut observer de faibles déplacements; n'oublions pas cependant que de légers déplacements peuvent se produire dans le décubitus gauche et même le décubitus droit.

Si nous examinons maintenant le cœur dans ses rapports, nous voyons que cet organe se trouve en rapport, en avant, avec le sternum, les cartilages costaux et les poumons; en arrière, avec la colonne vertébrale dont il est séparé par l'œsophage et l'aorte; latéralement avec les côtes; en somme, le cœur se trouve bien protégé par le squelette contre les agents extérieurs.

Mais ce qu'il importe de bien préciser, c'est la situation exacte des orifices du cœur: l'orifice tricuspidien répond à la face postérieure du sternum au niveau du troisième espace intercostal; l'orifice mitral siège à la même hauteur, près du bord gauche du sternum, dans le troisième espace; l'orifice pulmonaire, près du bord gauche du sternum, dans le deuxième espace intercostal; l'orifice aortique, plus rapproché de la ligne médiane, un peu à gauche de cette ligne, derrière le cartilage de la troisième côte.

Cependant les foyers d'auscultation du cœur ne répondent pas au siège des orifices; tandis que le foyer d'auscultation de l'orifice tricuspide correspond à la base de l'appendice xyphoïde, celui de

l'orifice mitral a son siège à la pointe du cœur.
D'autre part, le maximum du foyer d'auscultation
de l'orifice pulmonaire se trouve dans le deuxième
espace intercostal gauche, et celui de l'orifice aortique à droite du sternum, dans le deuxième espace intercostal.

Et maintenant, Messieurs, que nous avons bien
établi ces notions anatomiques, nous pouvons examiner comment on doit procéder à l'exploration
du cœur. Votre malade doit être couché horizontalement ou placé dans une position inclinée à 10
ou 15°, vous vous placerez à gauche de votre malade et, pour pratiquer une auscultation efficace,
vous attendrez que le patient soit reposé, il arrive
fréquemment que le malade fatigué présente des
souffles passagers qui pourraient fausser le diagnostic. Toutes ces précautions prises, vous pro-
cèderez à l'exploration du cœur par la vue, la palpation, la percussion et l'auscultation.

On a essayé depuis longtemps de bien établir la
position du cœur par la percussion, mais les recherches d'Avenbrugger, de Corvisart, de Laënnec
étaient incomplètes; Piorry, le premier, fixa des
règles pour cet examen, mais de son procédé il n'y
a d'exact que la recherche de la limite supérieure
du foie qu'il négligea cependant dans la pratique.
Gendrin établit d'autres points de repère et indi-
qua la pointe du cœur reconnue par la vue et la
palpation et fixa sa position, non point par rapport
au mamelon, qui varie selon les individus, l'âge et
le sexe, mais par rapport au squelette, c'est-à-dire
aux côtes.

Voici quel est mon procédé, qui me permet
d'établir exactement les dimensions du cœur et
qui seul peut rendre compte des modifications du
volume de cet organe.

Je recherche tout d'abord la pointe du cœur par
la vue; on voit, en général, le soulèvement de la
paroi thoracique par la pointe du cœur, au moment de la systole; par la palpation, la main perçoit le point où se fait le choc de la pointe; enfin,
l'auscultation permet de déterminer avec une
grande précision le point exact où se fait ce choc;
on indique ce point sur la peau avec un crayon
dermographique, et on compte l'espace intercostal dans lequel bat la pointe. On prend ensuite
la distance de la pointe à la ligne médiane, dont la
moyenne est pour l'adulte de 8 à 10 centimètres.

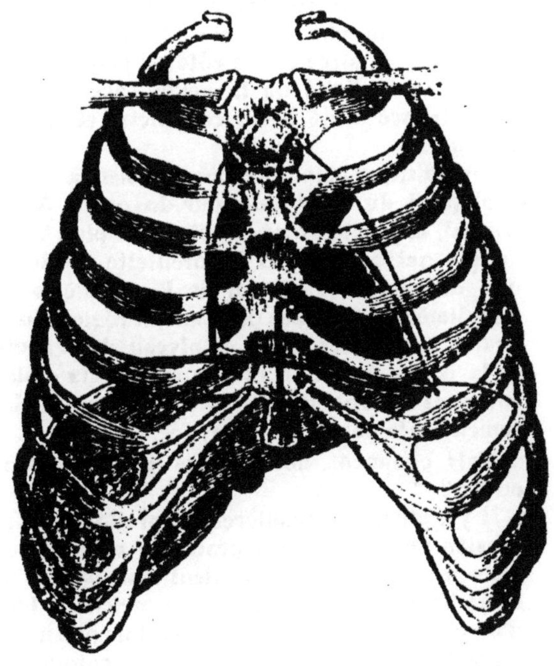

Le deuxième point de repère que je recherche est le bord supérieur du foie au-dessous du poumon, que la percussion permet de bien déterminer en raison de la différence de tonalité que fournissent les poumons et le foie ; la ligne horizontale tirée du bord supérieur du foie au sternum marque sur le squelette cette limite inférieure, qui se trouve généralement à l'insertion du cinquième cartilage droit. La ligne qui réunit ce point à la pointe du cœur indique la position du bord inférieur du cœur. Il suffit, pour avoir la longueur de ce bord, de déterminer le bord externe de l'oreillette droite, ce que la percussion indique par un changement de timbre dans la sonorité pulmonaire ; or, ce côté est peu variable en raison de la fixité de la veine cave inférieure et se trouve situé à un centimètre et demi du sternum.

Un troisième point de repère consiste à indiquer l'obliquité du bord inférieur du cœur. A l'état normal, la pointe du cœur est située plus bas que l'angle qui correspond à l'oreillette droite, avec une différence de niveau de 1 centimètre 1/2 à 2 centimètres. On trace donc sur la région du foie, au-dessous de cet angle, le niveau de la hauteur de la pointe du cœur, et l'on mesure la distance entre ces deux points, distance qui mesure l'abaissement de la pointe du cœur.

Mais comment devez-vous percuter et ausculter ?

Il y a plusieurs manières de pratiquer la percussion : elle peut être pratiquée avec le doigt, mais les sons que l'on obtient sont alors variables ; Trousseau se servait d'un marteau, Piorry d'un plessimètre en ivoire, Peter a imaginé un plessigraphe ; je me sers d'un marteau entouré d'un anneau de caoutchouc, et je percute sur une rondelle de caoutchouc.

. L'auscultation du cœur se fait également à l'aide d'appareils spéciaux, les stéthoscopes, que Laënnec imagina en 1816. Le stéthoscope de Laënnec se composait d'un cylindre de bois percé à son centre d'un conduit étroit; Piorry modifia le modèle de Laënnec en évidant la partie extérieure et en ne laissant que l'épaisseur nécessaire à la solidité. Depuis, les types ont varié, on a modifié la forme, la longueur, la matière; j'ai reconnu, après de nombreux essais, que le meilleur stéthoscope rigide devait être formé d'un corps mauvais conducteur de la chaleur, bois ou caoutchouc durci. Je me sers actuellement pour l'auscultation d'un stéthoscope flexible, bi-auriculaire, qui permet d'isoler le médecin des bruits extérieurs, de bien limiter le point que l'on ausculte, et qui se fixe au point que l'on veut, grâce à un système de ventouse, et permet de faire ausculter par d'autres un même point sans amener aucun changement de position. Je vous présente, Messieurs, les différents modèles de stéthoscopes qui ont été construits, vous pourrez les essayer et comparer leur valeur au point de vue clinique.

Je ne vous décrirai pas aujourd'hui les différents autres appareils que vous me verrez employer parfois, tels que le cardiographe, le sphygmographe, le sphygmomanomètre, etc., et qui, tous, peuvent aider le praticien dans le diagnostic des affections cardiaques dont nous allons, dans nos prochaines leçons, étudier le traitement.

II

Thérapeutique des troubles fonctionnels du cœur sans altération des tissus.

Messieurs,

Au point de vue thérapeutique, les affections cardiaques peuvent se diviser en quatre groupes :

1° Troubles fonctionnels sans altérations des tissus ;

2° Maladies avec lésions pouvant revenir *ad integrum* ;

3° Maladies avec lésions définitives, ou maladies organiques ;

4° Vices de conformation et infirmités.

Nous étudierons séparément le traitement des affections de chacun de ces groupes ; et tout d'abord, voyons quels sont les troubles fonctionnels sans altérations des tissus.

Ces troubles peuvent relever :

1° De mouvements accélérés du cœur et l'on se trouve en présence de *palpitations*, affection que l'on désigne scientifiquement sous le nom de tachycardie ;

2° De mouvements retardés et l'on a le *pouls lent permanent* ;

3° Les mouvements cardiaques peuvent être encore irréguliers, c'est l'*arythmie* ;

Enfin 4· il peut y avoir arrêt du cœur, c'est la syncope.

Ces différents états du cœur sont sous la dépendance de causes différentes, ainsi que nous l'apprend la physiologie : la fréquence des mouvements cardiaques est déterminée par le système nerveux, tandis que le rythme dépend de l'état du myocarde; l'arrêt serait dû à une action nerveuse.

Permettez-moi donc de vous rappeler en quelques mots l'innervation du muscle cardiaque.

Le cœur possède deux ordres de nerfs, un système de nerfs modérateurs et un système de nerfs accélérateurs.

Les nerfs modérateurs proviennent du pneumogastrique, tandis que les nerfs accélérateurs sont fournis par le grand sympathique dont les filets émanent du grand sympathique cervical et des premières paires dorsales.

Indépendamment de ces deux systèmes, le cœur possède une innervation propre, autonome, qui permet au cœur détaché de la poitrine de continuer à battre pendant quelque temps; parmi les ganglions intra-cardiaques, les ganglions de Remak et de Bidder viendraient ajouter leur action accélératrice à celle du grand sympathique, tandis que le ganglion de Ludwig serait un centre modérateur. Il me suffira de vous signaler encore le nerf sensible de F. Franck et le nerf dépresseur de Cyon.

Vous trouverez résumés dans le tableau suivant, que j'emprunte à M. F. Franck, les nerfs centrifuges et centripètes qui innervent le cœur :

NERFS CENTRIFUGES.

Nerfs modérateurs	Centre bulbaire ou mieux bulbo-spinal	Filets du pneumogastrique (en partie fournis par le spinal).	
Nerfs accélérateurs	Centre bulbo-médullaire (Schiff)	A. Filets contenus dans le pneumogastrique venant du spinal.	1° Suivant le trajet du nerf (Schiff). 2° Suivant le laryngé supérieur et l'anastomose de Galien (Schiff).
		B. Filets contenus dans le grand sympathique venus de ses anastomoses supérieures.	
	Centre cervico-dorsal	A. Filets du grand sympathique cervical.	
		B. Filets provenant des quatre ou cinq dernières paires cervicales et qui forment le nerf vertébral de v. Bezold (Boyer, Cyon).	
		C. Filets naissant des deux premières paires dorsales (Cyon, Cl. Bernard, Stricker).	
		D. Filets naissant des troisième, quatrième, cinquième paires dorsales (Albertoni, Bufaldini).	

NERFS CENTRIPÈTES.

Nerf de Ludwig et de Cyon, visible chez le lapin, partant du cœur, remontant vers le pneumogastrique, avec lequel il se réunit pour gagner la moelle allongée, redescendant par les deux premières paires dorsales pour rejoindre le grand sympathique et aboutir aux viscères abdominaux.

Filets centripètes de Fr. Franck, partant de l'endocarde, allant rejoindre la moelle allongée et se réfléchissant sur l'appareil moteur de la respiration.

Filets de Paglioni, partant du péricarde et se rendant aux ganglions intra-cardiaques (?).

Ces deux appareils, modérateur et accélérateur, ne sont pas en équilibre à toutes les époques de la vie; tandis que dans l'enfance et la jeunesse l'accélérateur primo le modérateur, dans l'âge adulte c'est le modérateur qui domine. Ainsi, à la fin de la vie fœtale, le cœur bat 135 à 140 pulsations par minute; au moment de la naissance, 120 à 130; de dix à quinze ans, 76 à 91; de vingt à vingt-cinq ans, 69 à 73; de vingt-cinq à soixante ans, 69 à 73; au-dessus de soixante ans, le pouls baisse de fréquence, et il n'est pas rare de le voir de 56 chez des vieillards de quatre-vingts ans. Je n'insisterai pas sur les variations individuelles, ni sur l'influence du sexe, de l'alimentation, de l'exercice, etc.; on a remarqué toutefois que les battements du cœur étaient plus fréquents dans la station debout que couchée.

Palpitations.

J'arrive à l'étude des palpitations, trouble fonctionnel se traduisant par une augmentation dans la fréquence et la rapidité des battements cardiaques, la brusquerie de la contraction et la perception par le malade du choc du cœur.

Les palpitations peuvent relever de plusieurs causes; elles sont idiopathiques ou symptomatiques. Nous nous occuperons des palpitations que l'on observe au cours de l'anémie, de la chlorose, de la croissance et de la dyspepsie.

Dans l'*anémie*, les palpitations acquièrent parfois une extrême violence et pourraient d'autant plus faire croire à une lésion cardiaque qu'il existe des bruits de souffle assez intenses.

Mais vous reconnaitrez les modifications cardio-vasculaires relevant de l'anémie en ce qu'elles se traduisent par la fréquence du pouls, la faiblesse du choc de la pointe et un pouls veineux de la jugulaire; à l'auscultation vous entendrez un souffle placé dans le deuxième espace intercostal gauche, près du sternum, dans le point qui correspond au tronc de l'artère pulmonaire; ce souffle peut s'irradier au-dessus et au-dessous, quelquefois même il peut s'entendre à la pointe. Il commence avec la systole et dure presque tout le temps de la systole; le timbre est ordinairement doux, en jet de vapeur, il peut cependant être brusque. Vous reconnaîtrez encore ce souffle par deux autres caractères importants, il se modifie par la position et par le mode de respiration. Vous vous garderez, Messieurs, de confondre ce souffle avec les souffles extra-cardiaques sur lesquels insiste beaucoup M. le professeur Potain, et qui disparaissent par l'arrêt momentané de la respiration.

D'ailleurs, il vous sera facile de contrôler votre diagnostic par l'examen du sang; tantôt vous trouverez une diminution du nombre des globules, tantôt une altération dans la qualité, les globules rouges seront moins riches en hémoglobine; vous constaterez ces modifications à l'aide de divers procédés qu'il me suffira de vous rappeler, et que vous me verrez souvent employer : à l'aide de la méthode chimique, on dose soit le fer, soit l'hématine, soit l'oxygène absolu; par la méthode colorimétrique, on recherche la richesse du sang en hémoglobine et l'on emploie à cet usage différents appareils, soit le spectroscope, l'hématoscope, ou bien on fait l'évaluation de la durée de réduction de l'oxyhémoglobine par l'examen spectroscopique du sang à travers l'ongle du pouce.

Le nombre des anémies est considérable; au

point de vue de leur traitement, nous pourrons les ranger en deux catégories : les anémies par altération du sang et les anémies par neurasthénie. Nous prendrons, si vous le voulez bien, comme type, la **chlorose**.

Je ne veux pas ici discuter toutes les théories émises sur la chlorose. Mais ce qui est certain, c'est que la chlorose est l'arrêt du développement des organes génitaux de la jeune fille. On en a pour preuve que les femmes qui ont été réglées à seize ans seulement, ou plus tard, présentent presque toutes un arrêt de développement de l'utérus.

Or, à l'époque où doit s'établir la menstruation, toute cause d'altération grave de la santé entraine de fait le retard dans l'évolution menstruelle, organes et fonction. L'aménorrhée est le symptôme de l'arrêt de développement de ces organes.

Les causes multiples qui peuvent entrainer l'arrêt de développement peuvent se ranger sous deux catégories : les maladies qui attaquent l'appareil de la fécondation et celles qui attaquent les autres appareils.

Il faut donc considérer la chlorose comme primitive ou secondaire. Primitive quand les troubles de nutrition portent surtout sur les organes génitaux en évolution, et secondaire quand il existe une affection grave des autres organes, la tuberculose par exemple. Cette division des chloroses primitives en deux classes est si juste qu'elle se retrouve absolument vraie en thérapeutique.

Toutes les fois que la chlorose a pour origine un trouble dans les fonctions de nutrition, lymphatisme, croissance excessive, menstruation prématurée, alimentation insuffisante, surmenage ou toute hygiène défectueuse, la chlorose guérit très bien par les préparations ferrugineuses, même la chlorose ménorrhagique.

La chlorose d'origine nerveuse, au contraire, produite par une névrose, par l'herpétisme, etc., résiste absolument au fer. Il est donc absolument indispensable, au point de vue thérapeutique, de séparer la chlorose de la nutrition ou *chlorose verte* de la *chlorose blanche* ou chlorose nerveuse.

La chlorose vulgaire, ou verte, se traduit par un ensemble de signes caractéristiques : la pâleur des téguments et des muqueuses, les palpitations sans modification de volume du cœur, mais avec une dyspnée que j'ai appelée dyspnée d'effort, et un état dyspeptique constitué par de l'inappétence, avec pica, de la lenteur des digestions, de la distension de l'estomac par les gaz, de la constipation. Les troubles sexuels se traduisent soit par de l'aménorrhée, soit par de la ménorrhagie ou de la leucorrhée; il existe enfin une chlorose fébrile.

Trousseau a bien indiqué le traitement de cette forme de chlorose et ce sont ses principes que je vais vous transmettre.

Vous prescrirez le fer aux chlorotiques faibles, et ce sont les préparations insolubles qui leur conviennent le mieux, non point le fer réduit par l'hydrogène qui a eu, je ne sais pourquoi, un moment de vogue, mais bien la *limaille de fer porphyrisée;* vous la prescrirez à la dose de 0,20 à 0,25 centigrammes dans des cachets et vous lui associerez soit le safran, soit la cannelle. Voici comment je formule cette prescription :

> Limaille de fer porphyrisée. . 0,20
> Cannelle 0,20
> Safran 0,05

Pour un cachet.

De 1 à 3 par jour, aux repas.

Mais il est certaines recommandations que vous devez suivre dans l'emploi de cette préparation : vous la ferez prendre au moment du repas, vous la suspendrez au moment des règles, enfin vous la continuerez assez longtemps, durant trois mois de suite.

Si votre malade présente de la diarrhée, vous suspendrez le fer et donnerez alors des toniques, du colombo et du bismuth, puis vous reprendrez le traitement après la cessation de la diarrhée.

Les préparations de fer insolubles ne conviennent point aux chlorotiques atteintes de constipation ; vous devrez, dans ce cas, faire usage des préparations solubles ; le tartrate de fer, le citrate de fer, le phosphate de fer, l'oxalate de fer, que vous prescrirez à la dose de 0,25 centigrammes à 1 gramme par jour ; vous ajouterez 0,05 à 0,10 centigrammes d'aloès et aussi, comme le faisait Trousseau, 0,01 à 0,02 centigrammes d'extrait de jusquiame, ou de belladone.

Citrate de fer 0,25
Aloès. 0,05
Extrait de jusquiame. 0,01

F. S. A. une pilule.

Si votre malade chlorotique souffre de l'estomac, les deux préparations précédentes ne conviennent plus ; vous devrez, dans ce cas, prescrire soit le lactate, le carbonate ou l'iodure de fer, ou mieux encore l'hémoglobine.

S'il y a du pyrosis, avant de commencer le traitement par le fer, vous donnerez pendant quelque temps du phosphate de chaux bicalcique.

Vous combattrez les troubles menstruels chez les chlorotiques, en prescrivant l'arséniate de fer à la dose de 0,001 à 0,005 milligrammes par jour, s'il y a ménorrhagie ; l'aménorrhée sera traitée par

les emménagogues, l'apiol, ou bien un excellent médicament que je vous recommande et dont vous
userez avec précaution, le *gossypium*, dont vous
prescrirez l'extrait fluide à la dose quotidienne
de 30 à 60 gouttes; enfin les crises hystéralgiques,
les douleurs violentes au moment des règles, seront
calmées par l'emploi du *viburnum prunifolium*, à
la dose de 30 à 60 gouttes d'extrait fluide par jour.

Indépendamment de la médication pharmaceu-
tique, vous prescrirez aux chlorotiques un régime
facile à suivre : vous donnerez les aliments qui
facilitent la digestion et qui sont en même temps
très nutritifs, il n'y a pas cependant d'exclusion de
certains mets.

Les eaux de table qui conviennent à ces malades
sont les eaux ferrugineuses, et parmi celles-ci je
vous signalerai celles de Spa, d'Auteuil, de Bus-
sang, d'Orezza, de Pardina, de Luxeuil et de
Pougues. Mais sachez bien que si les eaux ferrugineuses contiennent du fer lorsqu'on les puise à
la source, il n'en est pas de même quand ces eaux
sont mises en bouteilles; le fer se dépose sur les
parois du verre, de sorte que ces eaux perdent
beaucoup de leur valeur.

Vous pouvez cependant faire absorber le fer en
utilisant les eaux de table; vous fabriquerez des
eaux ferrugineuses artificielles agréables en faisant dissoudre le citrate ou le phosphate de fer
dans des eaux bicarbonatées, telles que celles de
Châteauneuf, de Saint-Alban, de Saint-Laurent, de
Soulzmatt, etc.

Au point de vue climatothérapique, les chloroses
vertes se trouvent très bien de l'air marin, tandis
que la mer est absolument contraire aux chloroses
nerveuses.

Sachez que les plages qui conviennent le mieux

sont celles du midi, des côtes de l'Océan et de la Manche ; plus on s'élève vers le nord, plus la médication est excitante. En France, il serait mauvais d'envoyer les chlorotiques sur les plages au delà du Havre ; les côtes du Calvados, à l'abri des vents, leur seront plus favorables.

Les bains de mer que vous accorderez à vos chlorotiques devront être d'autant plus fréquents que la mer sera plus calme, un ou deux bains par jour suffisent ; il importe de ne pas rester plus de quelques minutes dans l'eau, de façon à ne pas éprouver le frisson secondaire dans le bain. Il existe en France une bonne pratique, c'est de prendre un bain de pieds chaud en sortant de la mer, cela facilite la réaction. La promenade après le bain rendra également de grands services. La moyenne des bains à prendre, comme traitement, est de 25.

Le séjour à la campagne est favorable aux chlorotiques ; cependant les altitudes trop élevées ne sauraient convenir, vos malades ne devront pas aller dans des stations à plus de 500 à 1,000 mètres d'altitude.

L'hydrothérapie seule ne guérit pas et les douches froides sont quelquefois mal supportées.

Vous entendrez certainement parler du traitement du curé Kneipp, le guérisseur bavarois ; je ne vous le signale que pour vous mettre en garde contre l'enthousiasme des simples.

Vous ne conseillerez point la gymnastique, qui épuise rapidement les chlorotiques ; vous autoriserez seulement les exercices passifs, les promenades à pied, sans fatigue.

Mais c'est surtout aux eaux minérales, Messieurs, que vous aurez recours pour traiter vos chlorotiques ; vous pourrez les envoyer soit aux eaux ferrugineuses, soit aux eaux salines, soit aux eaux sulfureuses, enfin aux eaux arsenicales. Parmi les eaux de la première catégorie, je vous signalerai les eaux ferrugineuses de Forges, Cambo, Luxeuil, Plombières, Vittel, en France; à l'étranger, les stations de Spa, Schwalbach, Hombourg. Les eaux salines sont celles de Salies-de-Béarn, Briscous-Biarritz, Dax, Salins; et en Allemagne celles de Kreuznach et de Pyrmont, qui sont loin de posséder la valeur de nos stations françaises.

Les eaux sulfureuses de Saint-Sauveur, Enghien, Eaux-Chaudes, Cauterets, Eaux-Bonnes, Bagnères-de-Luchon et Barèges constituent une balnéation excitante, mais n'ont pas sur les chlorotiques la même efficacité que les eaux ferrugineuses et salines; il en est de même de nos eaux arsenicales de la Bourboule.

Je ne terminerai pas cette revue rapide des eaux minérales qui peuvent nous aider dans le traitement de la chlorose verte, sans vous signaler les eaux salines artificielles que vous pouvez facilement vous procurer et que l'on fabrique en mettant dans un bain les produits de la concentration des marais salants débarrassés du chlorure de sodium; ces extraits contiennent surtout du chlorure de magnésium et leur administration en bains constitue un puissant tonique.

Tels sont, Messieurs, les moyens thérapeutiques que vous pourrez employer dans le traitement de la chlorose verte; je vais maintenant vous exposer la conduite à tenir dans le traitement de la chlorose neurasthénique.

Cette forme de chlorose se traduit cliniquement par la prédominance des phénomènes nerveux; les

malades qui en sont atteintes sont d'une émoti-
lité très grande, se plaignant d'insomnies, de cé-
phalées et de douleurs spinales ; elles ont souvent
des lipothymies, des vertiges, des syncopes et
sont atteintes pour ainsi dire d'une impotence musculaire et même cérébrale, portant à la fois sur la
sensibilité, l'intelligence et la volonté.

Ces malades sont d'une intolérance remarquable pour les médicaments et pour le fer en parti-
culier ; les bains de mer leur sont défavorables ; au
point de vue hygiénique elles ne peuvent supporter
la campagne que dans les vallées. Les seules eaux
minérales qui leur réussissent sont Néris, Luxeuil
et Saint-Sauveur.

Je crois cependant que nous sommes en posses-
sion d'une substance capable d'améliorer, sinon
de guérir, cette forme de chlorose.

La transfusion nerveuse, que vous me voyez employer depuis le commencement de l'année 1891,
m'a donné d'excellents résultats ; les chlorotiques
que j'ai soumises à ce traitement ont rapidement
augmenté de poids, les troubles nerveux ont disparu et après une période d'un à deux mois j'ai
pu leur redonner des couleurs vives en les trai-
tant alors par le fer qu'elles ne pouvaient auparavant supporter. Je crois, Messieurs, que cette
méthode que j'ai préconisée doit entrer dès maintenant dans la thérapeutique de la chlorose neurasthénique.

III

Thérapeutique des troubles fonctionnels du cœur sans altération des tissus.

(Suite.)

Messieurs,

Je désire vous entretenir aujourd'hui de quelques troubles cardiaques relevant de causes diverses, mais se traduisant par un symptôme commun, les palpitations, et dont la thérapeutique est encore assez mal établie; ce sont la *neurasthénie cardiaque*, les *palpitations de croissance*, les *palpitations de la ménopause*, les *palpitations des dyspeptiques.*

La neurasthénie cardiaque, qui est le résultat du surmenage mondain, de la vie active, de la fatigue cérébrale, se traduit par des palpitations violentes survenant à la suite d'émotions légères et nécessite une thérapeutique spéciale.

Les bords de la mer ne conviennent pas aux malades atteints de neurasthénie cardiaque, pas plus que les altitudes élevées, dans les montagnes; vous leur conseillerez le séjour dans des vallées ombragées, à l'abri des vents.

L'hydrothérapie est le remède souverain, mais encore faut-il l'appliquer suivant certaines règles : les bains de rivière, non plus que l'hydrothérapie froide ou les bains de vapeur, ne sont tolérés; ce sont les bains frais à 28 ou 30°, d'une durée d'une à cinq minutes et suivis d'une friction vigoureuse et d'une promenade, qui vous donneront les meilleurs résultats.

La gymnastique ne doit être recommandée que si elle est pratiquée sans effort, le massage est préférable.

L'électricité ne doit être employée qu'avec réserve, les courants continus amènent la disparition des points douloureux lorsqu'on a soin de placer le pôle positif à leur niveau.

Le régime alimentaire demande une certaine surveillance ; vos malades devront manger lentement, peu à la fois, et multiplier les repas ; les farineux et les féculents seront pris en petite quantité, les viandes blanches seront prescrites durant un temps assez long. L'alcool et le tabac seront défendus et la sieste, après le repas, ne sera point permise.

Enfin, comme thérapeutique active, je me suis bien trouvé, dans un cas, de la transfusion nerveuse.

Palpitations de croissance.

Les adolescents, garçons ou filles, sont souvent atteints de palpitations qui semblent dépendre d'une croissance rapide exagérée. Je ne veux point aujourd'hui aborder l'étude des différents problèmes que soulève la croissance, il me suffira de vous dire que ma méthode de mensuration du cœur m'a permis d'affirmer que les palpitations de croissance n'entrainent point une hypertrophie du cœur, ainsi que le pense M. G. Sée, et que le volume de cet organe se trouve en rapport avec le poids et la taille des enfants ; c'est ce que dé-

— 23 —

montrent d'une façon irréfutable les recherches auxquelles s'est livré mon neveu, le docteur Ludger. Permettez-moi, à cette occasion, de vous donner, sous forme de tableau, l'accroissement de la taille annuelle chez les enfants, garçons et filles, depuis l'âge de deux ans jusqu'à l'adolescence.

Accroissement pendant l'enfance, l'adolescence, la puberté et l'âge adulte :

| GARÇONS | | AGE | FILLES | |
| POIDS | TAILLE | | POIDS | TAILLE |
kil. gr.	m. c.		kil. gr.	m. c.
3 900	0 435	Naissance	2 910	0 483
10 »	0 696	1	9 300	0 600
12 »	0 797	2	11 100	0 780
13 210	0 860	3	12 450	6 850
15 070	0 932	4	11 180	0 910
16 700	0 920	5	15 500	0 971
18 010	1 015	6	16 710	1 032
20 160	1 112	7	18 450	1 006
22 360	1 170	8	19 820	1 139
24 000	1 227	9	22 410	1 200
26 120	1 282	10	21 240	1 218
27 850	1 327	11	25 250	1 275
31 »	1 359	12	30 510	1 327
35 320	1 403	13	31 650	1 386
40 500	1 487	14	38 100	1 417
46 410	1 559	15	41 300	1 475
53 390	1 610	16	44 410	1 500
57 400	1 670	17	49 080	1 511
61 260	1 700	18	33 100	1 562
63 320	1 706	19	—	—
65 »	1 711	20	51 460	1 570
—	—	—	—	—
66 290	1 722	25	53 680	1 577

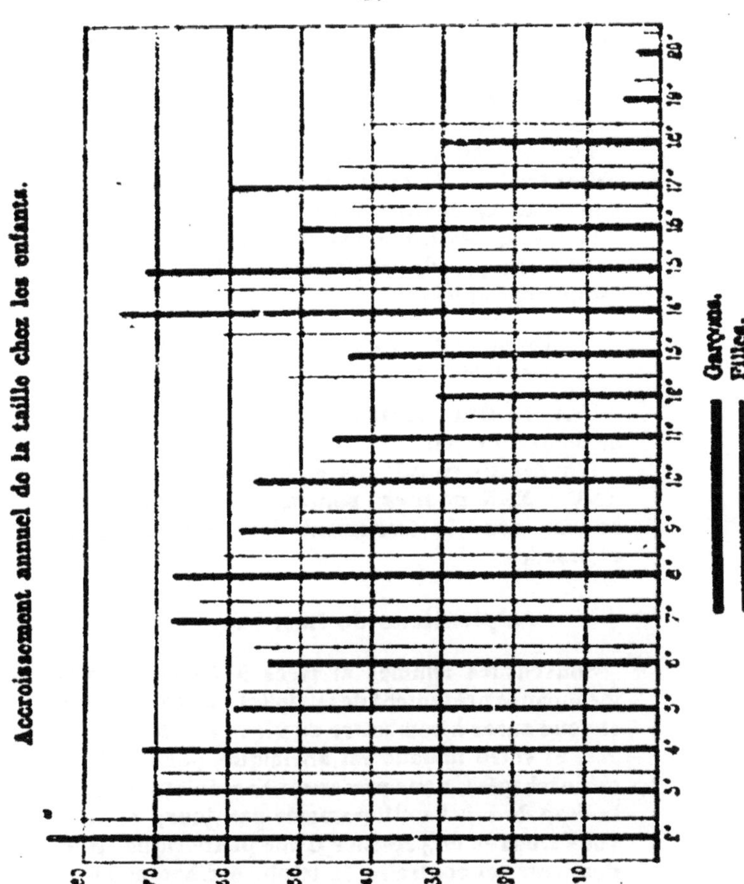

Quel traitement ferez-vous suivre à vos jeunes
malades atteints de palpitations de croissance?
Vous conseillerez tout d'abord un repos intellectuel et physique, vous ne permettrez pas à ces enfants de continuer leurs études, et, si vous le pou-

vez, vous les enverrez à la campagne, dans une ferme, et soyez persuadés qu'après un repos absolu d'une année ils sauront rattraper le temps perdu pour leurs études.

Comme traitement médicamenteux, vous prescrirez l'iodure de fer et le phosphate de chaux; vous pourrez également utiliser le bromure d'or à la dose quotidienne de 6 à 9 milligrammes, que vous ferez prendre dans une solution que vous formulerez ainsi :

> Bromure d'or . . . . .   0.05 centigr.
> Eau distillée. . . . . .   250 grammes.

Une ou deux cuillerées à soupe par jour, au moment du repas.

L'hydrastis canadensis, en teinture, à la dose de XXV à XXX gouttes, pourra aussi vous rendre service dans le traitement des palpitations de croissance.

Palpitations de la ménopause.

Souvent les femmes arrivées à l'époque de la ménopause présentent des palpitations cardiaques, et vous aurez à combattre ce léger trouble passager. Si votre malade est anémique, par le fait de ménorrhagies, vous prescrirez l'arséniate de fer à la dose de 1 à 4 milligrammes par jour; si vous vous trouvez en présence d'une pléthorique, vous donnerez au contraire la teinture d'hammamélis à la dose de XXV gouttes, deux fois par jour, ou bien vous aurez recours à la lithine (10 à 20 centigrammes par jour de carbonate ou de benzoate de lithine, en pilules), au phosphate de soude, ou à l'eau oxyazotique.

Palpitations chez les dyspeptiques.

Toutes les affections réagissent sur le cœur et peuvent occasionner des palpitations, mais celles qui sont dues à la dyspepsie présentent des caractères particuliers que vous me permettrez de vous exposer rapidement.

Outre le point douloureux dans la région cardiaque, les malades accusent tous une sensation bien spéciale. Il leur semble que « leur cœur est dans l'eau. » Ils se plaignent aussi de palpitations, d'oppression. On pourrait croire chez eux à une lésion cardiaque. Toutefois, si on les interroge attentivement, on s'aperçoit qu'ils n'ont pas de dyspnée au moment de faire un effort, pendant une course, en montant un escalier, en accélérant leur marche, en soulevant un poids.

On ne trouve donc pas chez eux la *dyspnée d'effort*, signe pathognomonique des affections du cœur; ce ne sont pas des cardiaques. Ces malades sont des dyspeptiques. Ils ne croient pourtant pas souffrir de l'estomac; ils prétendent avoir de bonnes digestions; ils ont bon appétit, offrent un certain embonpoint, ne sont pas constipés. Quelle est donc cette forme singulière de dyspepsie? C'est la dyspepsie flatulente qui est une *dyspepsie salivaire*.

Ces malades, en général, ont une mauvaise dentition, ou bien ce sont des gens qui mangent trop vite; en un mot, ils mastiquent mal et insalivent insuffisamment leurs aliments.

Ils ont très soif et boivent beaucoup, surtout au début des repas. Ce sont de grands mangeurs de pain et de farineux; une grande quantité de liquide est nécessaire pour faire passer ces aliments; aussi, à la fin du repas, ont-ils des renvois et se plaignent-ils d'une sensation de gonflement qui les force à défaire leur ceinture. Ils souffrent souvent du pyrosis; parfois ils ont des renvois tardifs, aigres, dus aux fermentations lactique et butyrique. Ils offrent généralement une tendance à la somnolence, après le repas. Puis, dans la nuit, la digestion les tourmente, et vers deux ou trois heures du matin ils se réveillent, et à ce moment ont envie d'uriner. Parfois, c'est une véritable indigestion, et ils ont des vomissements nocturnes. Le matin, ils sont fatigués; la nuit ne les a pas reposés.

C'est pendant la digestion, alors que leur estomac a pris un développement énorme par suite de l'ingestion et de la fermentation des aliments et des boissons, qu'ils ont des palpitations, et même parfois des intermittences, et des intermittences vraies; parfois, cependant, ces troubles cardiaques des dyspeptiques sont d'origine purement réflexe et se transmettent soit par le pneumogastrique, soit par le sympathique. Ces palpitations et les syncopes que l'on observe aussi quelquefois n'ont du reste pas de gravité.

Le traitement est très simple. Il faut d'abord régler la mastication, faire porter un râtelier aux malades qui n'ont pas de dents, recommander aux autres de manger lentement et de bien mâcher leurs aliments, conseiller la lecture à ceux qui mangent seuls, et, de ce fait, sont portés à manger trop vite.

Les amers sont utiles; on fera prendre aux malades, le matin, à jeun, un demi-verre à bordeaux de vin de gentiane.

Avant le repas, on leur fournira une salive artificielle en leur faisant prendre de l'extrait de malt et un cachet de craie préparée à la dose de 1 gr.

Comme régime alimentaire, on évitera les farineur, les féculents, les corps gras. Le malade mangera peu de pain (rassis et bien cuit. Il pourra prendre des potages épais, du laitage, des œufs, des viandes blanches, et même de la viande rouge, des herbages cuits, de la salade, des fruits crus et cuits.

Il boira peu et dans la seconde moitié du repas seulement. Le vin devra être étendu d'eau ou d'eau minérale. Les eaux bicarbonatées calciques fourniront des éléments à la salive qui contient de la chaux. Ces eaux sont les suivantes : Clermont (Puy-de-Dôme), 1 gr. 62 ; Oriol (Isère), 1 gr. 59 ; Condillac (Drôme), 1 gr. 35 ; Pougues (Nièvre), 1 gr. 33 ; Rouzot (Puy-de-Dôme), 1 gr. 23 ; Saint-Galmier (Loire), 1 gr. 03 ; Contrexéville (Vosges), 1 gr.; Chaleldon (Puy-de-Dôme), 0 gr. 95 ; Bondonneau (Drôme), 0 gr. 70 ; Renaison (Loire), 0 gr. 65.

S'il y a du pyrosis, les alcalins à petite dose seront très utiles. Dans ce cas, l'on fera prendre au malade 0,50 centigr. de bicarbonate de soude dans un verre d'eau.

Les eaux bicarbonatées sodiques faibles pourront aussi être employées. On évitera les eaux de Vichy, trop alcalines, et l'on conseillera les eaux suivantes : les Vals faibles, celles qui contiennent au plus 3 gr. de bicarbonate de soude par litre ; les Vivaraises n° 3 ; les eaux de Desaignes (Ardèche), 3 gr. p. l.; de Vic-le-Comte (Puy-de-Dôme), 2 gr. 90 ; de Marcols (Ardèche), 2 gr. 40 ; du Boulou (Pyrénées-Orientales), 2 gr. 40 ; de St-Myon (Puy-de-Dôme), 2 gr. 10 ; de Vic-sur-Cère (Cantal), 2 gr. 10 ; d'Ems, 2 gr.; de Sauxillanges (Puy-de-Dôme), 2 gr.; de Sail-sous-Couzan (Loire), 1 gr. 90 ; d'Andabre (Aveyron), 1 gr. 82 ; de Royat (Puy-de-Dôme), 1 gr. 35 ; de Châteauneuf (Puy-de-Dôme), 1 gr. 20 ; de St-Alban (Loire),

1 gr. 20 ; de Vernière (Hérault), 1 gr. 17 ; de Soulzmatt, 0,90.

Le malade s'abstiendra de café, boira très peu de thé, fumera peu. Il ne prendra de l'alcool qu'à doses très faibles, et coupé d'eau. Une infusion de plantes aromatiques (mélisse, menthe, thym, serpolet), qui combattra la tendance à la dyspepsie putride, remplacera avantageusement le café à la fin du repas.

Signalons enfin l'heureux effet des vacances à la campagne, ou l'absorption d'un air de premier usage ; le repos intellectuel, l'exercice physique seront d'utiles auxiliaires du traitement.

IV

Thérapeutique des troubles fonctionnels du cœur sans altération des tissus.

(Suite.)

Messieurs,

Nous avons étudié dans notre dernière leçon des troubles fonctionnels du cœur dans lesquels le symptôme nerveux intervenait pour accélérer les mouvements; aujourd'hui nous allons passer en revue des troubles cardiaques sans altération des tissus se traduisant par un retard des mouvements cardiaques, c'est le *pouls lent permanent*, soit par l'irrégularité de ses mouvements ou *arythmie*, soit enfin par un arrêt du cœur, la *syncope*.

Pouls lent permanent.

Le pouls, vous le savez, Messieurs, bat à l'état normal 70 à 72 fois par minute chez l'adulte; cependant chez le vieillard ce chiffre peut descendre, sans altération de la santé, à 60; c'est là un ralentissement pour ainsi dire normal qui tient aux modifications que subissent avec l'âge le myocarde et les artères. Mais à côté de ce ralentissement du pouls chez les personnes âgées il existe un ralentissement qui me parait être d'origine nerveuse sous la dépendance du pneumogastrique et qui se traduit par un ensemble de troubles particuliers. Les pulsations ne sont plus perçues que 32 fois en moyenne par minute, dans certains cas elles tombent à 25 et 20, parfois même au-dessous de ce chiffre. Le pouls ne semble pas modifié dans sa tension, il est plein et régulier ; au tracé sphygmographique on constate une ligne d'ascension nette, presque verticale, tandis que la ligne de descente est lente et prolongée. Ni les mouvements violents, ni les émotions ne paraissent augmenter la fréquence du pouls lent permanent.

A l'auscultation du cœur, les bruits sont normaux mais les silences sont excessivement prolongés. Parfois on perçoit des bruits sourds, étouffés, qui pour certains auteurs seraient des systoles avortées, tandis que pour d'autres ils représenteraient la contraction des oreillettes, isolée et indépendante de celle des ventricules.

Ce sont surtout les troubles nerveux qui préoccupent le malade. Celui-ci présente fréquemment des maux de tête, une tendance au sommeil, des vertiges, des lipothymies, des syncopes, parfois même des crises épileptiformes.

Le traitement du pouls lent permanent est souvent inefficace ; vous vous attacherez surtout à combattre les accidents syncopaux et vous relèverez le cœur à l'aide de la spartéine.

Arythmie.

Les inégalités dans le rythme cardiaque peuvent, s'observer en dehors de toute altération des tissus et l'on rapporte des observations de personnes qui pouvaient à volonté arrêter leurs battements cardiaques ; les intermittences du cœur s'observent en dehors de toute altération; le cœur bat normalement pendant un nombre plus ou moins grand de pulsations, puis il s'arrête pendant un certain temps pour reprendre ensuite son cours. Il arrive accidentellement que les suspensions semblent elles-mêmes obéir à une sorte de rythme, elles se répètent toutes les quatre, cinq, six, huit pulsations, mais jamais cette périodicité n'est constante.

Plus souvent, l'arythmie s'observe dans les affections organiques, alors que le myocarde n'est plus suffisant; rappelez-vous, en effet, que le rythme du cœur semble être une propriété du myocarde.

Mal de théâtre.

Avant d'étudier la syncope, je dirai quelques mots de cette affection que j'ai décrite pour la première fois dans le traité de thérapeutique. Il y a un mal de théâtre comme il y a un mal de mer. Dans une salle de spectacle, vers 9 heures, au commencement du second acte, le médecin est appelé en toute hâte pour porter secours à une personne, le plus souvent une dame, qui vient de perdre connaissance.

Il s'agit le plus souvent de gens de province qui ont dîné rapidement dans un restaurant et arrivent dans une salle surchauffée; les jeunes femmes au début d'une grossesse sont particulièrement exposées à cet accident. L'anémie cérébrale est la cause de cette syncope, que l'on ne confondra, ni avec la syncope hystérique, ni avec le coma épileptique, ni avec l'attaque d'hystérie simulée.

Il suffira de mettre les malades dans la position horizontale et de leur faire arriver de l'air frais sur le visage; mais on ne les laissera pas se relever avant que tout ne soit terminé, c'est-à-dire avant 10 ou 15 minutes. S'ils veulent se mettre trop tôt sur leur séant, la lipothymie, et même la syncope reparaissent. Si donc l'on n'a pas dix minutes à attendre pour arriver à l'entr'acte, on les fera transporter dans une chambre isolée, pour ne pas les donner en spectacle aux importuns.

Lipothymies, syncopes.

Très souvent, il y a syncope sans qu'il y ait lésion cardiaque. La syncope est sous la dépendance du modérateur du cœur, le pneumogastrique, à l'inverse des palpitations qui dépendent du groupe des nerfs accélérateurs.

Quelles sont les causes de la syncope? En dehors des lésions cardiaques, signalons la frayeur, la douleur physique, les bains trop chauds, l'effort, le coït chez les vieillards, les coliques hépatiques, néphrétiques; comme causes adjuvantes, la chaleur, la grossesse, la convalescence des maladies graves, la sénilité. Dans un groupe de syncopes toxiques, il y a les syncopes provoquées par les anesthésiques, le chloroforme et l'éther, celles qui sont causées par les sels de potasse (C. Bernard, Grandeau), le cyanure de potassium (C. Bernard), les sels de mercure (A. Moreau), la digitale, l'aconit, l'elléborine, la vératrine, la muscarine, la fève de Calabar, le jaborandi, la strychnine, le chloral, l'upas antiar, le venin du crapaud, l'inée, la cocaïne, le poison des flèches.

La syncope peut être subite. Dans d'autres cas, il y a d'abord lipothymie; le malade éprouve un sentiment de défaillance, il a de l'obnubilation de la vue, des tintements d'oreille, de la décoloration du visage, des sueurs froides, du refroidissement des extrémités. Les mouvements respiratoires, d'abord incomplets, s'arrêtent; les bruits systoliques du cœur s'affaiblissent, deviennent à peine perceptibles; enfin le malade tombe. Lorsque le malade revient à lui, les battements du cœur réapparaissent, puis les mouvements respiratoires, enfin la conscience.

Voyons maintenant quel est le traitement de la syncope. Il faut avant tout mettre le malade dans le décubitus horizontal qui atténue l'anémie cérébrale. Piorry a préconisé ce moyen en 1826 à la suite d'expériences entreprises sur les animaux. Après avoir saigné un chien à blanc et lui avoir ainsi causé une syncope, il le rappelait à la vie en lui mettant la tête en bas.

On facilitera la respiration en faisant arriver de l'air frais, en ouvrant les fenêtres, en supprimant tous les liens circulaires, cravates, corsets, ceinture. On fera des frictions au creux épigastique, aux mains, aux pieds.

Les inhalations seront aussi très utiles.

On fera respirer de l'acide acétique; notons à ce sujet que les sels anglais sont composés d'acide acétique mélangé à du sulfate de potasse, sel inattaquable par cet acide et servant seulement à augmenter la surface d'évaporation. L'ammoniaque pourra aussi être utilisé.

Le nitrite d'amyle est un médicament très précieux, qui peut rendre dans ces cas les plus grands services.

Découvert par Balard, en 1844, en faisant réagir l'acide azotique sur l'alcool amylique, le nitrite d'amyle, éther amylnitreux, est un liquide jaune pâle, de 0,877 de densité, d'une odeur de poire mûre (Richardson) ou de pomme reinette (Veyrières). Il bout de 96° à 99°; sa réaction est acide; il rougit fortement le tournesol.

En 1859, Guthrie reconnait au nitrite d'amyle la propriété d'amener la coloration de la face, d'augmenter les pulsations des carotides, et d'accélérer les battements du cœur; il le propose, dès cette époque, pour ressusciter les noyés, les suffoqués et les défaillants.

Signalons, depuis, les travaux de Amez-Droz (1873) et de Veyrières (1874).

Le nitrite d'amyle est très volatil; aussi est-il bon d'utiliser les ampoules de Boissy, petites capsules de verre effilées aux deux extrémités, que l'on brise au moment de s'en servir.

Si l'on en verse quelques gouttes sur la paume de la main, on perçoit, en même temps que l'odeur, une sensation de fraîcheur caractéristique; on éprouve un sentiment de plénitude dans la tête; le visage devient turgescent; les carotides battent avec force; le pouls est accéléré. Chose remarquable, ces phénomènes sont limités à la tête exclusivement. Au bout de quatre ou cinq minutes environ, cette excitation diminue, et, au bout de dix minutes au plus, tout a disparu.

Par quel mécanisme cette action se produit-elle? Richardson et Gamgee ont observé la dilatation des capillaires; Gamgee, Amez-Droz, Friedreich, la diminution de la tension artérielle; Lauder-Brunton, Amez-Droz, Mayer, Friedreich, l'accélération du pouls. Ces trois ordres de faits sont du reste corrélatifs. Si l'on sectionne préalablement la moelle au-dessous de l'atlas (Lauder-Brunton) ou le pneumogastrique (Filehne), cette dilatation vasculaire n'en a pas moins lieu. On est donc amené à penser, comme Amez-Droz, que le nitrite d'amyle a une action directe sur les vaso-dilatateurs. Cette action rapide et inoffensive rend son emploi précieux dans les cas de syncope.

Signalons d'autres produits qui sont des excitants de la circulation cérébrale, l'éther, l'eau de Cologne et l'eau de la reine de Hongrie, esprit de romarin composé, qui n'est plus guère employé aujourd'hui.

On a préconisé aussi les injections sous-cutanées d'éther et de caféine.

Enfin l'électricité est utilisée avec avantage dans les cas de syncope chloroformique. On pourra l'utiliser de plusieurs façons. On peut électriser le nerf phrénique, en mettant le pôle négatif de l'appareil à courants continus le plus près possible du nerf phrénique, au cou, entre la saillie du sterno-mastoïdien et celle du scalène, et le pôle négatif à l'épigastre.

Onimus a proposé un courant ascendant; il suffit de placer le pôle négatif dans la bouche, et le pôle positif dans le rectum; ou bien, ainsi que le font depuis longtemps les physiologistes sur les animaux, on fait passer le courant entre ces deux points en déterminant des interruptions rythmiques.

On pourra utiliser aussi la méthode de galvanisation unipolaire de Remak, en mettant le pôle négatif sur la région cardiaque, et le pôle positif en un autre point du corps.

On pourrait essayer aussi l'électro-puncture du cœur. Ce procédé, proposé par Lecoq en 1859, expérimenté sur les animaux, mériterait d'être mis à l'étude et pourrait peut-être être employé avantageusement chez l'homme.

Enfin, permettez-moi de vous signaler un procédé que je n'ai pas encore eu l'occasion de mettre en pratique, mais qui paraît devoir rendre de grands services en pareil cas, je veux parler du procédé si simple de mon ami le docteur Laborde, qui consiste, comme vous le savez, dans des tractions rythmiques de la langue.

V

Du traitement de la péricardite.

Messieurs,

Pour rester fidèles à la méthode que nous avons
adoptée dans le traitement des maladies du cœur,
nous devons envisager l'étude de ces affections à
divers points de vue qui doivent nous conduire à
l'indication rationnelle des moyens thérapeutiques.

Galien ne faisait que le diagnostic du symptôme ; Broussais rechercha le diagnostic de l'affection, tendant à déterminer l'organe souffrant et
le processus pathologique ; Bazin montra qu'il n'y
avait pas seulement un organe malade mais qu'il
fallait chercher le pourquoi, déterminer la maladie ; enfin il y a lieu, dans la thérapeutique, de
tenir compte d'autres conditions : de l'individua-
lité, c'est-à-dire de l'âge, de la constitution, du
passé pathologique, des éléments de résistance,
des conditions hygiéniques.

Tels sont les principes que nous allons appliquer aujourd'hui à l'étude thérapeutique de la péricardite.

Le premier symptôme qui attire l'attention dans
la péricardite primitive est la *douleur* ; elle a
son siège dans la région précordiale, au-dessous
du mamelon ou vers l'extrémité inférieure du ster-

num; elle s'irradie dans toute la région précordiale, vers le creux axillaire, dans le bras gauche, vers la région épigastrique, vers l'hypocondre gauche. Cette douleur est spontanée, pongitive, lancinante, déchirante, atroce quelquefois. Elle est exagérée par les différents procédés d'exploration, par la toux, par les mouvements respiratoires. Parfois la douleur spontanée n'existe pas, elle est seulement provoquée par la pression.

On a attribué cette douleur à une pleurésie de voisinage, à une névralgie intercostale, mais vous n'oublierez pas que le péricarde lui-même est sensible, ainsi que l'ont établi les expériences de Bochefontaine et Bouveret et que par conséquent il peut être directement douloureux lorsqu'il est enflammé. La névrite du phrénique qu'invoque Peter existe sans doute parfois, mais ce n'est alors qu'une douleur surajoutée.

A côté de la douleur se placeront d'autres signes qui attirent l'attention du côté du péricarde; il existe des *troubles du rythme* du cœur, se traduisant par des pulsations fréquentes et un pouls faible, irrégulier et intermittent.

Les symptômes généraux sont représentés par de la *fièvre*, la température s'élève à 38 et 39°. La *dyspnée* est souvent extrême, le malade atteint de péricardite présente de la dilatation des narines et respire difficilement lorsqu'il se tient couché horizontalement; sa physionomie est anxieuse, la face est pâle et l'insomnie est habituelle.

Les signes physiques qui peuvent exister seuls en l'absence de signes fonctionnels constituent ce qu'on appelle la péricardite latente, ils se traduisent à l'inspection par de la voussure de la région précordiale lorsqu'il existe un épanchement notable dans le péricarde, cependant ce signe fait souvent défaut; à la palpation on perçoit parfois, dans la péricardite sèche au début, une sensation de frottement qui disparait avec l'apparition de l'épanchement et se montre de nouveau à la fin, après la résorption de l'exsudat fibrineux; la percussion accuse parfois une augmentation de la matité, mais c'est l'auscultation qui fournit les renseignements les plus utiles au diagnostic. On entend un bruit de frottement que l'on a comparé au bruit du cuir neuf; ce frottement est à la fois systolique et diastolique, il peut s'entendre dans toute l'étendue du péricarde, mais a son foyer maximum d'intensité au niveau du troisième et quatrième espace intercostal; c'est à la pointe qu'il est perçu avec le moins de netteté; souvent ce frottement est partiel, localisé et s'entend alors au niveau du ventricule droit et de l'infundibulum de l'artère pulmonaire, parfois on le rencontre à la partie interne du deuxième espace intercostal gauche, au niveau du passage de l'artère pulmonaire et le rythme peut être alors simplement systolique.

Le timbre de ce frottement péricardique est rude, il est superficiel et augmente dans la station assise et aussi par la pression ou l'expiration forcée.

Si nous envisageons maintenant, Messieurs, la péricardite au point de vue de ses formes, nous trouvons que les signes que je viens de vous exposer rapidement et qui appartiennent à la péricardite vulgaire, pseudo-membraneuse, ne conviennent pas tous à la forme séreuse ou séro-purulente si fréquente chez l'enfant. Ici, il y a un épanchement qui modifie le caractère de la péricardite, on remarque une voussure plus ou moins accusée de la région précordiale, une matité des plus nettes, à l'auscultation les bruits du cœur sont considérablement affaiblis et on ne perçoit plus le choc de la pointe, l'orthopnée est extrême. Cette forme s'accompagne souvent de syncope, d'un état lipothymique, et la mort subite qui parfois survient est le fait, le plus souvent, de la pression exercée par le liquide péricardique, ainsi que tendent à le démontrer les expériences de Fr. Franck.

La péricardite primitive est peu fréquente, elle est plus souvent secondaire et vous devrez examiner attentivement le péricarde dans les diverses affections qui peuvent retentir sur cette séreuse, tels sont l'athrepsie chez l'enfant, mais surtout le rhumatisme articulaire aigu et la chorée; les affections septiques, scarlatine, rougeole, variole, infection purulente, érysipèle, typhus, blennorrhagie, etc., sont des causes très fréquentes de péricardite purulente; la tuberculose et le cancer donnent souvent lieu à une péricardite hémorrhagique, enfin vous n'oublierez pas non plus de surveiller le péricarde dans les maladies de voisinage telles que l'endocardite, la myocardite, l'aortite, la pneumonie, la pleurésie, et aussi dans le mal de Bright.

La péricardite primitive ou secondaire peut guérir, soit d'une façon absolue, soit en laissant persister quelques plaques d'induration, ou bien des adhérences intimes entre les deux feuillets de la séreuse, constituant ainsi la symphyse cardiaque, mais la mort est aussi un des modes de terminaison de cette affection.

J'arrive maintenant au *traitement* de la péricardite et je vais vous exposer les moyens thérapeutiques qui seront en votre puissance pour combattre cette maladie dans sa forme sèche et dans sa forme séreuse.

Dans la péricardite pseudo-membraneuse, la

première chose que vous aurez à prescrire c'est un *repos absolu* dans le décubitus horizontal et vous tiendrez votre malade éloigné de tout excitant, aussi bien le bruit que la lumière, et vous ne lui permettrez point de causer ; vous lui donnerez des boissons acidules fraiches, à doses fractionnées ; vous proscrirez les boissons gazeuses et ordonnerez des boissons alimentaires légères.

Les agents thérapeutiques qui ont été employés sont nombreux. Bouillaud vantait et abusait de la *saignée*, qu'il pratiquait une ou deux fois par jour ; elle pourra vous donner quelques bons résultats chez les individus pléthoriques, mais ne la pratiquez jamais chez les rhumatisants déjà débilités par cette maladie.

La *saignée locale* que vous pratiquerez, soit à l'aide de sangsues (25 à 40), soit en posant des ventouses scarifiées, pourra vous être utile, mais n'abusez pas de cette pratique.

Le *mercure*, donné jusqu'à salivation, aurait donné de bons résultats à Hope, et Durosiez se montre partisan de cette méthode : il prescrit le calomel à la dose de 0,30 à 0,50 centigrammes, ou bien les pilules bleues qui renferment 5 centigr. de mercure. Les frictions mercurielles ont été également conseillées.

Les *révulsifs* jouissent à bon droit d'un grand crédit dans le traitement de la péricardite, et le *vésicatoire* appliqué sur toute la surface antérieure du péricarde est des plus efficaces. Je vous signalerai seulement les autres moyens de révulsion qui ont eu la préférence de certains praticiens, les cautères, les moxas, la pommade stibiée, l'huile de croton, le thapsia, les sétons ; je crois cependant qu'il faut faire une place à part aux pointes de feu.

Gendrin attribuait une action rapide à la *vessie de glace* appliquée sur la région précordiale, il amenait ainsi une diminution dans la douleur et aussi une diminution de la fréquence et de l'irrégularité des battements cardiaques en même temps que la suppression de l'anxiété; cependant il ne faut pas laisser cette glace trop longtemps en contact avec la région malade; il faut la retirer quand le pouls est descendu à la normale, une heure environ suffit pour obtenir ce résultat; on peut remettre cette vessie plusieurs fois dans la journée. Cette pratique parait cependant contre-indiquée lorsque la péricardite est liée à une pneumonie.

Il est encore une série de médicaments que l'on a utilisés dans le traitement de la péricardite pour agir sur la circulation en général. La *digitale* à la dose de 8 à 10 centigrammes en infusion, ainsi que la donnait Gendrin, agit rapidement sur les contractions cardiaques qui sont régularisées; la macération de digitale, comme la préconisait Peter, ne saurait convenir, car elle agit tardivement et a surtout une action diurétique. Friedreich et Bauer, en Allemagne, conseillent la digitale à doses massives, de 1 à 5 grammes; je crois cette pratique dangereuse.

Le *nitrate de potasse*, *l'acide phosphorique*, *l'élixir de Haller* ont une action bien contestable dans le traitement de la péricardite pseudo-membraneuse. La *vératrine* est un médicament difficile à manier, que vous prescrirez en pilules de 5 milligrammes, bien que Bitot pense qu'on puisse donner jusqu'à 5 centigrammes de cette substance.

Jaccoud a conseillé l'emploi du tartre stibié, à la dose de 0,30 à 0,10 centigr. en potion, tous les deux jours; je crains la dépression produite par ce médicament.

Je vous signalerai encore l'usage de l'acide cyan-hydrique à la dose de V à X gouttes dans une potion de 125 grammes et l'emploi, peut-être hasardeux, des bains sulfureux.

Tels sont les moyens thérapeutiques généralement employés dans le traitement de la péricardite pseudo-membraneuse ; mais il est une médication qui s'adresse non pas tant à la maladie qu'au symptôme et qui, dans la pratique, vous rendra de grands services.

Vous combattrez la douleur par l'opium, soit en donnant de l'extrait thébaïque, à la dose de 0,05 centigr., soit en pratiquant une injection sous-cutanée de morphine de 0,01 centigramme. Le salicylate de soude agit sur la douleur et son emploi s'impose dans la péricardite rhumatismale, vous le donnerez à la dose de 4 grammes, par jour, soit en cachets, soit en potion.

L'insomnie est généralement combattue par l'administration de l'hydrate de chloral, 1 à 4 grammes, en potion ou en lavement, mais n'oubliez pas que c'est un médicament dépresseur du cœur et que son emploi doit être surveillé dans le traitement de la péricardite.

Vous combattrez la faiblesse de votre malade à l'aide des alcooliques : le vin d'Espagne, le Porto, le vin chaud, le punch, le champagne, la potion cordiale des hôpitaux, dont la formule est la suivante :

    Vin de Banyuls..........   110 grammes.
    Teinture de cannelle.....   10   —
    Sirop d'écorces d'oranges.   10   —

Le sulfate de quinine, le musc, les injections

sous-cutanées d'éther, le camphre vous rendront également de grands services pour combattre l'état lipothymique si fréquent dans la péricardite.

Le traitement de la *péricardite séreuse* est tout différent de celui de la péricardite pseudo-membraneuse. Le vésicatoire pourra vous être utile au début de l'affection, mais c'est surtout aux diurétiques que vous vous adresserez; il existe généralement, en thérapeutique, une confusion au sujet de la qualification de diurétiques; il y a des médicaments qui font uriner beaucoup parce qu'ils contiennent beaucoup d'eau, qu'ils font en quelque sorte une lessive dans l'organisme, qu'ils sont rapidement éliminés par le rein; d'autres, au contraire, déterminent une diurèse aux dépens des liquides de l'organisme, ce sont des hydragogues et ce sont ces derniers qui sont surtout utiles dans la péricardite séreuse.

Sénac s'adressait pour faire disparaitre l'épanchement péricardique à l'oxymel scillitique, au vin scillitique, au nitrate de potasse ; Gendrin employait la scille, l'aulnée, le trèfle d'eau, l'absinthe ; l'École allemande préconise les baies de genièvre, l'acétate de potasse, le tartrate de potasse, le borate de soude.

Les *purgatifs* répétés pourront eux aussi contribuer à la résorption de l'épanchement et vous trouverez à votre disposition le jalap, la scammonée, le séné, le turbith, la bryone, l'ellébore noir, l'éparge, la gomme-gutte, l'aloès.

Mais si l'épanchement persiste, si sa présence met en danger la vie de votre malade, vous aurez recours à la *paracentèse*. Cette opération fut pratiquée pour la première fois en 1840 par Schuh, dans le service de Skoda à Vienne, mais le manuel opératoire a subi bien des modifications depuis cette époque, et aujourd'hui on ne pratique plus que la ponction aspiratrice avec les appareils Potain ou Dieulafoy. Il est un point que vous éviterez surtout dans cette opération, c'est la ponction à droite du sternum, on risque fort à ce niveau de perforer l'oreillette droite et la mort immédiate en est la conséquence ; c'est ce qui arriva une fois à Maurice Raynaud. Il faut donc introduire le trocart à gauche, mais dans quel espace, à quel niveau? La plèvre recouvre en partie le péricarde et ne laisse celui-ci en rapport avec la paroi costale que dans un très petit espace, d'autre part, l'artère mammaire interne chemine parallèlement au bord du sternum, à 8 ou 10 millim. de ce bord, on a donc proposé différents lieux d'élection pour pratiquer la ponction, tandis que les uns conseillaient le V⁵ espace, les autres préféraient le IV⁵, d'autres encore le VI⁵; Jobert ponctionnait à 3 centimètres de la ligne médiane du sternum, Trousseau à 1 cent. 1/2, Aran à 5 cent., Fremy et Heger à 6, Chairou à 7, Rendu à 8. Aujourd'hui tous les auteurs s'accordent à choisir le V⁵ espace, à 6 cent. du bord gauche du sternum on perfore la plèvre, il est vrai, mais l'expérience a démontré que cela n'entraînait aucun dommage, s'il n'existe pas cependant de pleurésie concomitante.

Avant d'entreprendre la paracentèse, je vous conseillerai de pratiquer une ponction exploratrice avec la seringue de Pravaz, vous vous assurez ainsi de l'existence du liquide dans le point que vous avez choisi pour la ponction; cette précaution est rendue absolument inoffensive par la pratique de l'asepsie.

Vous procéderez ensuite lentement à l'évacuation du liquide qui se présente d'abord en jet saccadé puis s'échappe en bavant, contrairement à ce qui se passe dans la pleurésie ; votre aspiration sera modérée, vous ne ferez point d'aspiration active de crainte d'agir sur le cœur.

La quantité de liquide retirée est variable selon l'abondance de l'épanchement, il serait de 300 grammes d'après Trousseau, et de 950 grammes chez l'adulte d'après Rendu, 1,500 même pour Hindenlang.

Si l'épanchement était purulent vous feriez suivre l'évacuation d'une injection d'un liquide antiseptique, l'incision et le drainage s'imposent parfois.

Après la paracentèse, le malade éprouve un soulagement presque immédiat, mais trop souvent le liquide se reproduit en abondance parfois plus grande que la première fois.

La guérison n'est pas toujours la conséquence de l'intervention, de telle sorte que la paracentèse du péricarde est plus souvent une opération d'urgence qu'une opération curative.

Il faut faire une place à part pour une forme rare de la péricardite, je veux parler de la *péricardite syphilitique* qui est encore peu connue.

Lang, de Vienne, qui a rassemblé tous les cas publiés, n'en a pu réunir que neuf cas.

Le péricarde est rarement pris primitivement. Presque toujours, 7 fois sur 9, les lésions péricardiques ne sont que la propagation de lésions voisines provenant surtout du myocarde. Et c'est, par conséquent, le feuillet viscéral qui est pris le plus ordinairement. On ne voit guère, au contraire, le feuillet pariétal atteint par des lésions soit du médiastin, soit des os du thorax.

Les lésions sont presque toujours partielles et contiennent des lésions soit d'endocardite, soit de myocardite, soit des lésions de la base du cœur ou de l'origine des gros vaisseaux. C'est le plus souvent une péricardite exsudative qui peut conduire à des adhérences, voire même à la symphyse cardiaque.

La forme chronique ou fibreuse se rencontre plus souvent comme prolongement des lésions de l'origine des gros vaisseaux.

La péricardite gommeuse est très rare. On en connait un cas de Lancereaux où il n'y avait qu'une gomme, un cas de Liebreich où il y en avait plusieurs, et enfin un cas de Wagner où il y avait une sorte d'éruption miliaire. Enfin, dans quatre cas de Balzer, il y avait une série d'anévrismes miliaires.

Dans un cas de Friedreich, il existait une symphyse cardiaque fibro-gommeuse, mais, en outre, il y avait de la péricardite, de la myocardite, de l'hypertrophie excentrique du cœur, de la dilatation avec athérome de l'aorte ascendante, une oblitération de la veine cave supérieure, une pleurésie gauche et de la médiastinite.

Ce qu'on ne croirait pas au premier abord, c'est que la syphilis du cœur est plus fréquente que la syphilis du cerveau. Voici, à cet égard, la statistique de Petersens :

Sur 21,757 autopsies, on a trouvé 2 à 3 0/0 de syphilis viscérale.

Sur 183 cas de syphilis viscérale, on a constaté la fréquence suivante : foie 79 cas, reins 31, rate 33, poumons 11, cœur 10, cerveau 9, intestin 7.

Le cœur donne donc 5 0/0 de la syphilis viscérale.

Le diagnostic de la péricardite syphilitique peut donc faire soupçonner cette lésion plutôt que l'affirmer.

Le traitement qui convient est celui de la syphilis tardive, c'est-à-dire le traitement mixte.

VI

Traitement des endocardites.

Messieurs,

Nous allons aborder aujourd'hui un sujet des plus difficiles, tant au point de vue du diagnostic que du pronostic, c'est celui des *endocardites;* le traitement est également des plus délicats et se montre trop souvent aussi inefficace.

L'endocardite est une affection dont la connaissance ne remonte pas au delà du siècle ; son histoire commence avec la découverte de l'auscultation. Kreysig, cependant, en 1811, avait donné les premiers indices de cette maladie, mais c'est à Bouillaud que revient l'honneur d'en avoir nettement fixé les caractères anatomiques et donné les signes fournis par l'auscultation. Cependant Bouillaud ne reconnaissait que deux types d'endocardite, l'endocardite rhumatismale et l'endocardite typhoïde; les nouvelles découvertes bactériologiques ont permis d'étendre le nombre des endocardites infectieuses et il me suffira de vous signaler les classifications admises aujourd'hui pour vous montrer toute l'importance des agents infectieux dans leurs localisations sur l'endocarde.

Les endocardites reconnaissent toutes une origine microbienne et peuvent être rangées en deux groupes: dans le premier se placent les endocardites produites par des microbes non rencontrés dans d'autres affections ; ce sont :

1° Le bacille de Gilbert et de Lion ;

2° Le bacillus endocarditis griseus de Weichselbaum ;

3° Le bacillus endocarditis rugatus ;

4° Le bacillus endocarditis capsulatus ;

5° Le bacille immobile fétide de Frœnkel et Sœnger ;

6° Le bacille non cultivable de Weichselbaum.

Dans le deuxième groupe se placent les endocardites produites par des microbes spécifiques de maladies déterminées :

1° Endocardites à microbes pyogènes (staphylocoque pyogène, streptocoque) ;

2° Endocardites pneumococciques (pneumocoque) ;

3° Endocardites de la fièvre typhoïde (bacille d'Eberth) ;

4° Endocardite tuberculeuse (bacille de Koch) ;

5° Endocardites rhumatismale, blennorrhagique, palustre, des fièvres éruptives, probablement aussi microbiennes, bien qu'on n'ait pas trouvé de microbes.

Mais, au point de vue clinique, il importe de distinguer l'endocardite rhumatismale, la plus fréquente, des autres endocardites infectieuses ; les symptômes et le traitement nécessitent cette division.

L'endocardite rhumatismale, dont Klebs prétend avoir trouvé le microbe — (ce serait un micrococoque doué de mouvements et dont les colonies seraient disposées sur les valvules en longues lignes parallèles enveloppées d'une substance

claire leur formant capsule; ces monalines péné-
treraient dans l'endocarde et provoqueraient la
formation d'un tissu de granulations} — à un début
souvent insidieux; au cours d'un rhumatisme articulaire aigu, on est frappé de l'oppression du malade, de l'augmentation de la fièvre, en même
temps qu'il accuse des palpitations et que son
pouls est plus fréquent; ces quelques signes
attirent l'attention du côté du cœur, et c'est par
un examen attentif que l'on reconnaît l'existence
de l'endocardite.

L'inspection ne fournit guère de renseignements,
l'on observe rarement de la voussure; la palpation
permet quelquefois de noter une impulsion brusque
du cœur avec un frémissement vibratoire; à la
pression, quelques auteurs ont constaté une augmentation de la matité, mais le fait est loin d'être
constant, et s'il existe il ne s'agit probablement
que d'une dilatation transitoire.

Mais c'est l'auscultation qui donne les renseignements les plus précieux pour le diagnostic
de l'endocardite simple. Les bruits du cœur sont
tout d'abord sourds, puis apparaît un souffle que
l'on entend le plus souvent à la pointe, il est
systolique et ne retarde jamais de manière à laisser
entendre le claquement de la tricuspide, phénomène qui a fait croire à l'existence de souffles
présystoliques; il dure tout le temps de la systole et peut même se prolonger jusque pendant
la diastole.

Au point de vue du timbre, ce souffle est tantôt
doux comme un jet de vapeur, d'autres fois plus
éclatant, plus métallique.

Je n'insisterai pas sur la pathogénie de ce souffle,
je crois que, sous l'influence de l'endocardite, il se
produit une légère insuffisance de la valvule,

d'ailleurs passagère, due à la parésie des muscles papillaires ; pour M. Potain, il y aurait un spasme de l'orifice.

Voici les modifications cardiaques que Sibson a relevées dans 107 cas d'endocardite aiguë rhumatismale, qu'il a observés : 51 fois un souffle systolique à la pointe, 13 fois un souffle systolique tricuspidien par insuffisance fonctionnelle, 5 fois un souffle systolique aortique, 5 fois un souffle diastolique aortique, 9 fois un souffle mitro-aortique, 2 fois un prolongement du premier bruit. Dans 22 cas il existait des lésions valvulaires antérieures, qui se décomposaient en 9 insuffisances mitrales, 6 doubles insuffisances mitrales et aortiques, 3 insuffisances aortiques et 4 insuffisances aortiques avec lésions tricuspidiennes.

L'endocardite aiguë rhumatismale se termine le plus souvent par guérison, cependant le passage à l'état chronique est loin d'être rare, mais la mort est tout à fait exceptionnelle.

Voyons donc quels sont les moyens thérapeutiques qui vont permettre de lutter contre cette affection et d'obtenir sa guérison.

L'endocardite n'est qu'un épiphénomène au cours du rhumatisme articulaire aigu, mais ce n'est pas la seule ni la première complication possible, les névralgies, les angines, les congestions pulmonaires, les arthrites apparaissent auparavant et font se défier de l'endocardite ; d'ailleurs, au cours d'un rhumatisme articulaire aigu, réservez toujours votre pronostic, car le rhumatisme cérébral peut venir compliquer le rhumatisme en apparence le plus bénin.

L'endocardite ne survient donc pas d'emblée ; peut-on prévenir son apparition ? A cet effet on a préconisé le sulfate de quinine, le nitrate de potasse, le tartrate de soude, le salicylate de soude et même les vésicatoires, mais sachez bien que tous ces médicaments, qui s'adressent au rhumatisme, n'ont jamais empêché l'extension de la maladie à l'endocarde. La saignée locale, de même que la vessie de glace placée sur la région précordiale sont tout aussi inutiles dans un but prophylactique. Cependant les frictions avec la teinture de digitale auraient une action réelle; ne croyez pas, toutefois, que, par cette pratique, vous éviterez sûrement toute complication cardiaque.

L'endocardite est établie, vous l'avez reconnue par l'auscultation; quels moyens allez-vous employer pour la combattre? Bouillaud conseillait les saignées répétées; cette pratique est heureusement abandonnée de tous, sinon de M. Durosiez, elle affaiblit un malade déjà anémié par son rhumatisme; les mercuriaux, en honneur en Angleterre, ne donnent pas de meilleurs résultats; l'on s'est alors adressé aux agents modificateurs du cœur et l'on a prescrit la digitale, soit en infusion, soit en macération, soit en teinture; à la vératrine, au bromure de potassium et au chloral, mais ces trois derniers médicaments sont des dépresseurs du cœur; je ne vous conseille donc pas leur emploi; le convallaria maialis n'a pas non plus l'efficacité qu'on lui avait tout d'abord attribuée. Je vous signalerai seulement, en passant, l'ammoniaque préconisée par Richardson, et les aspirations d'eau chargée de bicarbonate de soude conseillées par Gœrhardt.

Voici quelle est ma pratique : Je prescris tout d'abord un repos absolu; le malade évitera tous les réflexes possibles, il sera tenu à l'abri de la lumière et hors du bruit, ses sens ne devront être aucunement excités.

Au point de vue de l'alimentation, je prescris du bouillon, des potages, des boissons fraîches et acidulées, et j'ordonne aussi de la tisane de reine-des-prés, qui est un excellent diurétique et doit ses propriétés à l'acide salicylique qu'elle renferme.

Je combats l'état général à l'aide du salicylate de soude à la dose de 4 grammes par jour, que je formule ainsi :

        Salicylate de soude . . . . .   4 gr.
        Sirop de fleurs d'oranger . .   30 —
        Hydrolat de tilleul . . . . . .   120 —

Ou bien :

        Salicylate de soud·   . . . .   4 gr.
        Rhum . . . .   30 —
        Sirop de limon . . . .   30 —
        Julep gommeux . . . .   30 —

A prendre par cuillerées à soupe dans les vingt-quatre heures.

Comme médicament cardiaque, je suis persuadé de la supériorité de la digitale, que je prescris en teinture pour frictions sur la région précordiale et en infusion à l'intérieur. La teinture, néanmoins, est excellente à l'intérieur, mais il ne faut pas craindre de la donner à doses assez élevées ; il est d'usage de ne prescrire que vingt à trente gouttes, vous pouvez cependant aller peu à peu jusqu'à deux cents gouttes et 4 grammes sans danger, j'ai toujours eu à me féliciter de cette pratique ; mais n'oubliez pas que la teinture de digitale met au moins vingt-quatre heures pour faire sentir son action, et qu'on ne doit pas prolonger son administration au delà de quatre jours, de crainte d'accumulation.

Lorsque le pouls est calmé, il faut arrêter la médication active et chercher à relever l'état anémié du malade par les toniques. C'est à ce moment que conviennent l'alcool et les ferrugineux. Je donne les préparations solubles de fer, le tartrate ferrico-potassique, à la dose de 0,25 centigrammes, que l'on fait prendre dans de l'eau de Saint-Alban, ou bien en prescrivant l'eau martiale de Rousseau, qui contient un gramme de tartrate pour un litre d'eau de seltz, ou bien encore l'eau ferrico-gazeuse de Mialhe, dont la formule est la suivante :

Tartrate ferrico-potassique. .	1 gr.
Carbonate de sodium.	5 —
Acide citrique	4 —
Eau	650 —

Le perchlorure de fer, le citrate de fer, le pyrophosphate de fer vous seront également utiles, selon le cas, chez certains malades.

Telle est, Messieurs, la conduite que je vous engage à suivre dans le traitement de l'endocardite aiguë rhumatismale ; voyons maintenant ce qui convient dans l'endocardite infectieuse.

On distingue cliniquement deux formes d'*endocardites infectieuses*, selon la prédominance des symptômes généraux : une forme typhoïde qui se distingue par l'intensité des phénomènes abdominaux et la prostration dans laquelle tombe le malade, et une forme pyohémique accompagnée de manifestations viscérales en rapport avec les embolies qui se forment.

Bien que l'endocardite infectieuse soit le plus souvent mortelle, elle peut cependant guérir, en laissant toutefois des lésions valvulaires qui s'expliquent facilement si l'on songe que cette affection se traduit sur l'endocarde par la présence de petites villosités granuleuses ou de végétations verruqueuses qui déterminent la formation des caillots qui vont former des embolies laissant après elles des excoriations.

La première indication du traitement de l'endocardite infectieuse consiste à soutenir les forces du malade au moyen des toniques : le quinquina et l'alcool remplissent ce but.

En second lieu viennent les antiseptiques, qui s'attaquent à la nature même de la maladie et peuvent amener également une amélioration dans l'intensité des symptômes : tels sont le sulfate de quinine (2 à 4 grammes), l'acide salicylique, le naphtol (0,25 à 0,50 centigr., en cachets), le benzoate de soude, que vous ferez prendre dans la potion suivante :

Benzoate de soude . .	5 grammes.	
Rhum.	30	—
Sirop de limon	30	—
Eau de menthe. . . .	50	—

Enfin on cherchera à relever la contractilité du cœur à l'aide de la digitale, que l'on prescrira soit en teinture à la dose de 2 grammes, soit en infusion (0,50 à 0,75 centigr. de poudre de feuilles); de même agissent le café, le camphre à la dose de 0,50 centigrammes, le musc que vous ferez prendre dans la potion suivante :

Musc.	1 gramme.	
Sucre	20 grammes.	
Essence de menthe . . .	XXV gouttes.	
Gomme.	10 grammes.	
Glycérine	20	—
Eau de menthe.	120	—

A prendre par cuillerées à soupe dans les vingt-quatre heures.

Les inhalations d'ozone ont été encore recommandées. En somme, le traitement de l'endocardite infectieuse est surtout symptomatique et est malheureusement trop souvent impuissant à conjurer l'issue fatale.

Traitement de la myocardite aiguë.

Je vais maintenant, Messieurs, vous dire quelques mots des myocardites, bien que le traitement soit souvent sans efficacité, mais afin de vous permettre tout au moins de reconnaître ces affections.

La myocardite aiguë, à moins de traumatisme, est presque toujours secondaire; le plus souvent elle succède soit à l'endocardite, soit à la péricardite, plus rarement elle n'est que la propagation d'une maladie voisine, pneumonie ou pleurésie; ce n'est que dans quelques cas rares que des ulcérations du poumon ont amené des thromboses dans les veines pulmonaires qui, en se détachant, sont allées former des embolies dans les artères coronaires et déterminer consécutivement des myocardites purulentes circonscrites.

Au point de vue anatomique, on peut distinguer: 1° une myocardite aiguë non suppurée se traduisant par une augmentation du volume du cœur et des altérations des fibres musculaires, on l'observe dans la fièvre typhoïde, la variole, la diphtérie;

2° Une myocardite aiguë suppurée et abcès du cœur s'observant dans les maladies septicémiques, l'érysipèle, la pyémie, l'infection puerpérale, plus rarement dans la variole. Le pus s'infiltre entre les fibres musculaires du cœur ou bien se collecte formant des abcès pouvant atteindre la grosseur d'une noisette, siégeant le plus souvent à la pointe du ventricule, ou bien à la base du pourtour des orifices artériels, ou encore dans la cloison. Ces abcès peuvent s'ouvrir dans le péricarde ou bien dans le ventricule, et le pus lancé dans le torrent circulatoire va former des infarctus dans les divers viscères, rate, rein, cerveau.

La myocardite aiguë se traduit symptomatiquement par un affaiblissement de la contraction cardiaque, le choc de la pointe est à peine perceptible et bientôt on ne perçoit plus qu'une sorte de frémissement, de trémulations non rythmées. A l'auscultation, les bruits sont sourds, lointains, parfois on entend des souffles en rapport avec le siège de la lésion; le pouls est faible, à peine sensible, intermittent. L'asystolie se manifeste bientôt avec une dyspnée angoissante, le refroidissement des extrémités et des sueurs profuses froides; la mort survient soit dans le collapsus, soit par syncope.

Le traitement consiste à soutenir le malade par des toniques, des stimulants, et relever le cœur à l'aide de la digitale.

Endocardite et myocardite syphilitiques.

La syphilis, qui frappe presque tous les viscères, se localise aussi quelquefois sur le cœur et atteint soit l'endocarde, soit le myocarde. Bien que le diagnostic soit difficile et que cette affection rare soit presque toujours reconnue seulement à l'autopsie, je vais vous en dire quelques mots pour qu'il vous soit possible, le cas échéant, d'instituer un traitement approprié.

L'endocardite syphilitique est rarement isolée, elle est presque toujours liée à la myocardite. Elle localise ses lésions sur les parois de l'endocarde et sur les valvules, mais celles-ci sont plus souvent atteintes; tandis que chez le fœtus la syphilis se rencontre aussi bien dans les oreillettes que dans les ventricules, dans la vie extra-utérine ses manifestations se localisent plus souvent à la pointe du ventricule gauche et à la base de la cloison, près de l'orifice de l'aorte.

Les lésions anatomiques revêtent plus souvent la forme végétante et verruqueuse que la forme scléreuse et fibreuse ; la première se rencontre sur le bord des valvules qui sont épaissies, et les granulations ont un aspect grisâtre ou blanc jaunâtre; la syphilis qui siège sur les parois prend la forme scléreuse, elle atteint les muscles papillaires et est presque toujours en rapport avec une lésion du myocarde.

L'endocardite gommeuse est presque toujours liée à une gomme du myocarde ou du péricarde.

L'endocardite syphilitique est une affection rare et, dans presque toutes les observations que Lang a réunies, cette localisation coïncidait avec d'autres manifestations viscérales de la syphilis.

La myocardite syphilitique est toujours partielle, elle se montre déjà dans la vie fœtale et atteint alors plus fréquemment le cœur droit, tandis que dans la vie extra-utérine c'est le ventricule gauche qui en est habituellement le siège. Les gommes du myocarde peuvent varier de dimension, et si on a rencontré des gommes de la grosseur d'un œuf, on observe aussi une série de granulations miliaires.

La myocardite syphilitique peut n'être découverte qu'à l'autopsie, car souvent on n'observe pendant la vie aucun symptôme, pas d'irrégularité

du pouls, pas de dyspnée d'effort, pas de changement apparent de volume du cœur; parfois, cependant, ce sont des troubles nerveux du cœur
qui se manifestent et on a le tableau clinique de
l'angine de poitrine.

Si la syphilis du myocarde ne se diagnostique
pas, elle peut être tout au moins soupçonnée et la
guérison peut s'obtenir par le traitement de la
syphilis, iodure de potassium et mercure.

VII

Endocardite chronique ou scléreuse.

Messieurs,

Après avoir étudié les troubles du cœur susceptibles de guérir sans laisser de lésions, nous allons passer en revue les affections cardiaques qui laissent après elles des altérations définitives et dans lesquelles la thérapeutique, impuissante pour amener la disparition des lésions anatomiques, peut cependant permettre longtemps à l'organe central de la circulation de continuer sa fonction.

L'endocardite chronique, qui se traduit anatomiquement, le plus souvent, par l'induration et la rétraction du tissu conjonctif, est généralement partielle ; elle se localise soit sur les valvules du cœur, soit sur les orifices, soit dans leur voisinage. Mais, tandis que chez le fœtus c'est le cœur droit et son orifice artériel qui sont le plus souvent atteints, chez l'adulte la lésion atteint le plus souvent la mitrale et les muscles papillaires, et les valvules aortiques chez le vieillard.

Nous retrouverons les lésions du cœur droit dans l'étude des malformations cardiaques ; il me suffira de vous dire aujourd'hui que ces lésions sont parfois compatibles avec la vie, qu'elles peuvent longtemps ne se traduire par aucun trouble fonctionnel : il me souvient, en effet, d'avoir constaté une affection congénitale du cœur chez un officier instructeur de l'Ecole de Saumur qui pouvait néanmoins sans fatigue se livrer aux rudes exercices d'équitation que nécessitait sa situation professionnelle.

L'endocardite chronique ne frappe pas toutes les parties du cœur gauche avec la même fréquence, l'orifice mitral est bien plus souvent atteint que l'orifice aortique, ainsi que l'établissent les nombreuses statistiques des auteurs qui se sont occupés de cette question.

Nous étudierons donc, tout d'abord, la sclérose mitrale et son traitement dans la période de tolérance et aussi dans sa dernière période qui aboutit à la cachexie cardiaque.

Mais auparavant, Messieurs, permettez-moi de vous rappeler quelques notions anatomiques et physiologiques sur l'orifice mitral et sa valvule.

L'orifice auriculo-ventriculaire gauche ou mitral est situé à la base du ventricule gauche, en arrière et à gauche de l'orifice aortique, et met en communication le ventricule avec l'oreillette du même côté ; sa section regarde en haut, en dehors et en arrière, et ses dimensions permettent l'introduction de deux doigts.

L'anneau fibreux qui limite cet orifice donne attache au bord adhérent de la valvule mitrale ; celle-ci est échancrée sur son bord libre et se trouve composée de deux valves : l'une, antérieure, sensiblement parallèle à la face antérieure du cœur, est la grande valve ; l'autre, postérieure, beaucoup plus petite, est la petite valve.

La grande valve ou antérieure sépare l'orifice auriculo-ventriculaire gauche de l'orifice aortique et divise la cavité du ventricule gauche en deux parties inégales. Une antérieure, plus grande, que nous appellerons la cavité aortique ou artérielle du ventricule, et une postérieure, plus petite, que nous appellerons la cavité veineuse. Sa face pariétale est lisse et ne reçoit que des cordages de second ordre qui se rendent : ceux du pilier antérieur à son bord antérieur; ceux du pilier postérieur à son bord postérieur.

La valve gauche, ou petite valve, regarde la paroi postérieure du ventricule. Sa face externe, inégale, donne attache à des cordages de premier, deuxième et troisième ordre, partant les uns du pilier postérieur, les autres du pilier antérieur.

Voyons quel est le jeu de cette valvule pendant les mouvements fonctionnels du cœur.

La valvule mitrale a pour but d'empêcher le reflux du sang du ventricule dans l'oreillette au moment de la systole. Par quel mécanisme s'opère cette occlusion ? Je ne veux point vous exposer les différentes théories qui ont été émises, qu'il me suffise de vous rappeler les deux seules qui aujourd'hui encore se trouvent en présence et partagent l'opinion des physiologistes et des cliniciens. Les uns considèrent l'occlusion des orifices auriculo-ventriculaires comme un fait passif : c'est la pression du sang qui les soulève et les étale en les faisant se joindre par les bords; elles formeraient, ainsi, au moment de la systole, un dôme, que MM. Chauveau et Faivre prétendent avoir senti avec le doigt, sur le cœur du cheval ; les muscles papillaires empêcheraient simplement le renversement des valvules.

Les autres admettent une occlusion active relevant de la contraction des muscles papillaires. Ceux-ci, en se contractant, abaisseraient les valves qui formeraient ainsi une sorte d'entonnoir. « Les muscles papillaires du ventricule gauche, dit

Marc Sée, sont disposés de façon à s'emboiter l'un dans l'autre et à combler la portion gauche de la cavité ventriculaire. En se contractant, ils attirent à gauche les deux valves de la mitrale, qu'ils appliquent l'une contre l'autre, et contre la paroi ventriculaire. »

C'est à cette dernière explication du jeu de la mitrale que je me range, de même que la plupart des auteurs aujourd'hui; ce mécanisme tient compte des dispositions anatomiques et de la fonction physiologique des muscles papillaires; il nous expliquera facilement d'autre part la production du bruit et des souffles de la pointe.

Maintenant, Messieurs, j'arrive à l'étude de la sclérose de la valvule et de l'orifice mitral.

L'endocardite aiguë atteignant le canal mitral peut porter plus particulièrement son action soit sur le bord libre de la valvule, produisant peu à peu un tissu de sclérose qui envahit progressivement les tendons et les muscles papillaires, amenant ainsi leur rétraction, soit sur le pourtour de l'orifice qui s'indure et s'incruste.

Ces lésions anatomiques amènent des modifications dans le fonctionnement physiologique, créant à la fois une insuffisance et un rétrécissement de la mitrale; l'insuffisance seule n'existant que par le fait de la dilatation du cœur en dehors de l'endocardite; il est vrai que le rétrécissement ou l'insuffisance peuvent dominer, donnant à l'auscultation des signes propres, mais en fait les deux coexistent toujours, créant le type de l'affection mitrale.

Vous reconnaitrez la sclérose mitrale aux signes suivants : tout d'abord le malade accuse de la dyspnée, dyspnée d'effort, qui augmente lorsque le malade veut courir ou monter un escalier; il éprouve des palpitations fréquentes et son pouls est petit et souvent irrégulier.

A l'inspection de la poitrine on ne voit rien, à moins qu'il n'y ait des palpitations violentes.

A la palpation on perçoit souvent un frémissement cataire systolique et on trouve les pulsations plus larges et moins nettes.

La percussion démontre un abaissement de la pointe du cœur et un éloignement de cette pointe de la ligne médiane ; cet abaissement est en rapport avec l'augmentation du poids du cœur, c'est-à-dire avec l'hypertrophie des parois ; l'éloignement de la pointe indique l'augmentation du volume du cœur. On ne constate de modification du côté droit du cœur que tardivement, lorsque l'insuffisance tricuspidienne se produit.

L'auscultation fournit les signes les plus précis sur l'existence de la sclérose mitrale. On entend un souffle ayant son siège à la pointe, perçu seulement dans ce point si la lésion est limitée, mais pouvant s'étendre également en dehors de la pointe, en dedans de la pointe et en haut, vers l'insertion du cartilage de la troisième côte, au niveau précis de l'orifice mitral ; mais le maximum d'intensité de ce souffle est presque toujours perçu au niveau de la pointe.

Le temps pendant lequel on entend ce souffle est variable selon que l'insuffisance ou le rétrécissement domine. Dans l'*insuffisance*, le premier bruit du cœur est supprimé à la mitrale ; il est remplacé par un bruit de souffle. Ce bruit de souffle commence avec la systole, il couvre le bruit de la tricuspide, il couvre également le petit silence en partie ou en totalité et est suivi du second bruit ou claquement des sigmoïdes. Ce bruit correspond nettement avec la systole et le reflux du sang du ventricule dans l'oreillette. Si parfois on perçoit un souffle diastolique, cela tient au prolongement de ce souffle systolique pendant la diastole, c'est ce que j'ai appelé le *souffle paradoxal*; il n'y a pas de souffle diastolique à la pointe qui appartienne à une lésion mitrale; tout bruit diastolique perçu à la pointe est dû au bruit paradoxal ou au bruit d'insuffisance aortique transmis jusqu'à la pointe, ou enfin à un anévrisme de Corvisart.

Si le *rétrécissement* domine dans l'affection mitrale on perçoit un bruit qui, d'après Fauvel, serait *présystolique*, précédant la systole ventriculaire et correspondant à la systole auriculaire. Je n'admets point, pour ma part, ce souffle présystolique. Le bruit que l'on entend à l'auscultation précède, il est vrai, le choc de la pointe, mais cela tient à ce qu'il n'y a plus synergie entre le cœur droit et le cœur gauche, qu'il y a retard de fonctionnement de la valvule mitrale sur la valvule tricuspide, et le bruit présystolique que l'on entend n'est autre que le claquement de la tricuspide. Ce claquement est ensuite suivi du souffle pathologique de la mitrale, mais celui-ci est franchement systolique.

Le rétrécissement mitral se caractérise encore par un autre symptôme: l'altération du rythme des bruits, soit un redoublement, soit un dédoublement du premier bruit.

Je n'insisterai pas aujourd'hui sur les considérations qui m'ont amené à interpréter comme je le fais les bruits et les dédoublements perçus à la pointe dans les affections de la mitrale; une auscultation exacte à l'aide de mon stéthoscope et l'examen attentif des tracés sphygmographiques m'ont servi de base dans cette conception.

Le pouls est en général petit, fréquent, inégal et se traduit au sphygmographe par un dicrotisme accentué.

Au point de vue de l'évolution de la sclérose mitrale, sachez, Messieurs, que l'intensité des bruits de souffle n'est pas en rapport avec la gravité de la maladie. Si la lésion est restreinte, si le sujet est jeune, si les autres organes de la circulation sont sains, on peut vivre pendant fort longtemps avec une lésion mitrale sans aucun trouble apparent de la santé.

Ce n'est que lorsque, avec l'âge, les veines perdent de leur contractilité, que les artères perdent leur souplesse par l'athérome, que l'embonpoint ou la pléthore abdominale surviennent, que le cœur malade ne peut plus facilement surmonter les obstacles à la circulation, que la période de régression commence. Alors se produit la fatigue des organes auxiliaires, les suppléants ne suffisent plus et l'on voit survenir les troubles fonctionnels de la sclérose mitrale. Le cœur d'abord s'hypertrophie et des palpitations apparaissent; puis, l'organe central devenant insuffisant, il se produit une tension dans les veines pulmonaires et une congestion pulmonaire et bronchique qui diminue le champ de l'hématose; de là la dyspnée et les efforts de respiration; de là une expectoration spumeuse, sorte de transsudation bronchique et bientôt l'apparition d'œdème pulmonaire aux deux bases et des hémoptysies. Puis survient peu à peu la tension dans les veines sus-hépatiques, dans tout le système porte et les veines des membres inférieurs. L'œdème paraît aux malléoles et l'hydropisie gagne peu à peu, remplissant l'abdomen, la plèvre et le péricarde.

La cachexie cardiaque s'établit alors et bientôt

apparait l'asystolie en même temps que l'asphyxie, la cyanose et la somnolence, qui indiquent une fin prochaine.

J'arrive enfin, Messieurs, au traitement de la sclérose mitrale, et je vais tout d'abord vous indiquer les principes qui conviennent dans la période de tolérance.

L'affection mitrale se traduisant tout d'abord par la dyspnée d'effort, vous conseillerez aux malades qui en sont atteints une vie tranquille, un repos aussi complet que possible. Vous ne permettrez pas les exercices violents, gymnastique, équitation, qui demandent un surcroit de travail pour le cœur, vous ne pourrez conseiller le cheval que dans les promenades en montagne pour éviter toute fatigue à votre malade.

Vous insisterez surtout sur un traitement hygiénique et vous devrez éviter l'obésité qui est l'un des principaux fléaux des cardiaques.

Vous conseillerez à votre malade de se lever de bonne heure, et l'eau froide n'est nullement contraire pour procéder aux soins de la toilette. Vous pourrez même prescrire l'hydrothérapie, en ayant soin cependant de commencer par des frictions pendant quelques secondes avec le drap mouillé ; la douche froide est bientôt supportée avec facilité, mais il est une recommandation dont il y a lieu de tenir grand compte, ainsi que l'a établi Fleury, si l'eau est froide, l'air de la salle doit être cependant chaud.

Les *bains* ne peuvent être permis sous toutes leurs formes aux cardiaques: ainsi le bain froid ne convient pas du tout, car il amène un ralentissement de la circulation, on ne saurait l'autoriser que si l'eau a au moins 25 degrés, que l'air soit très chaud et que le bain dure très peu, encore faudra-t-il faciliter la réaction par un bain de pieds et des vêtements chauds.

Quant aux bains tièdes (25 à 30 degrés) et aux bains chauds (30 à 40 degrés), ils pourront être permis à titre de bains de toilette, c'est-à-dire à la condition de ne pas durer plus d'un quart d'heure et de n'être renouvelés qu'une fois par semaine.

Le malade atteint de maladie du cœur peut aller à l'*étuve sèche*, à la condition que l'étuve n'aura pas une température supérieure à 55 degrés; on pourra faciliter la transpiration par l'ingurgitation d'eau froide et terminer par des lavages et des frictions, mais il sera bon de s'abstenir de l'immersion froide et du massage; ce dernier, à ce moment, pouvant entraîner de la fatigue.

Les *bains de vapeur* ne peuvent être supportés par les cardiaques : ou bien ils sont suffoqués par la pénétration dans les bronches d'un air chaud, saturé de vapeur, ou bien les battements du cœur deviennent précipités et tumultueux; mais les fumigations dans une boîte dans laquelle le corps seul est exposé à la vapeur sont bien supportées.

Les *bains d'air comprimé*, si utiles aux emphysémateux, doivent être absolument proscrits aux cardiaques.

Les *vêtements* doivent remplir certaines conditions chez les cardiaques; on doit éviter toute constriction par des liens, soit au cou, soit à la taille, soit aux membres, et chez la femme on doit défendre l'usage du corset.

Le *régime* doit avoir pour but d'éviter l'obésité. Aussi le malade doit-il boire le moins d'eau possible, s'abstenir de manger des féculents ou farineux; toutes les viandes lui sont permises, de même que le gibier, les poissons, les crustacés, mais il devra s'abstenir le plus possible de corps gras, beurre, huile, graisses, pâtisseries, etc.

Il ne boira de café et de thé que si ces boissons sont légères et ne provoquent pas de palpitations ; l'alcool et les liqueurs ne devront être pris qu'en petite quantité, après le repas.

Il faudra surtout surveiller les selles, maintenir le ventre libre et faire prendre, s'il y a constipation, des laxatifs légers, soit une pilule de podophyllin de 1 à 3 centigrammes, soit un verre d'eau de Montmirail. Les cures de petit-lait et de raisin pourront être fort utiles, elles agissent sur la circulation générale et sont d'excellents laxatifs.

Toutes choses capables d'exciter le cœur devront être évitées ; le tabac ne pourra être toléré qu'en très petite quantité, car à lui seul il peut déterminer l'angine de poitrine.

Les émotions devront être évitées aux cardiaques et ceux-ci devront se montrer des plus modérés dans les rapports sexuels.

C'est en suivant ces prescriptions que vos malades cardiaques pourront arriver jusqu'à un âge assez avancé sans avoir recours aux agents thérapeutiques. Mais lorsque le myocarde commence à faiblir, la cachexie cardiaque approche, vous pouvez cependant encore pendant un certain temps maintenir l'équilibre en ayant recours à des médicaments cardiaques des plus actifs, tels que la digitale, le strophantus, la spartéine, qui vont faire l'objet de nos prochaines leçons.

VIII

Sclérose mitrale.

Traitement de la fin de la période
de tolérance.

Messieurs,

Je vous ai montré, dans ma dernière conférence,
par quels moyens simplement hygiéniques le malade atteint d'une affection mitrale pouvait, pendant bien des années, supporter sa situation sans
trop de gêne. Mais il survient une période ultime
où le myocarde dégénéré ne peut plus suffire à
ses fonctions et n'est plus aidé par aucun des
autres organes de la circulation qui tous ont fléchi
à leur tour.

Les organes de la circulation périphérique
jouent, en effet, un grand rôle dans l'évolution
des lésions mitrales, et il me souvient d'avoir un
jour mis dans un grand embarras Bouillaud qui
faisait des artères et des veines des tubes inertes
et attribuait aux lésions valvulaires tous les phénomènes ultimes comme conséquence directe. Il
me montrait un cas d'affection mitrale arrivée à la
fin de la période de tolérance, et il me dit : « Vous
voyez tous ces troubles viscéraux, ils sont produits
par la lésion mitrale. » Je lui répondis qu'il devait

y avoir autre chose, car dans quelques jours le repos et le traitement feront disparaitre tous ces phénomènes, et pourtant la lésion mitrale n'aura pas changé. Bouillaud, embarrassé, fit ce qu'il avait coutume de faire en pareille circonstance, il se fâcha. Je n'insistai pas.

Ainsi, la lésion mitrale marche progressivement, fatalement, vers la fin de la période de tolérance, et je dois vous signaler le fait suivant pour vous mettre en garde contre une erreur qui vous ferait affirmer la guérison de l'affection que nous étudions.

Parmi les maladies qui simulent la lésion mitrale, il y a une forme d'anémie chronique et persistante avec souffle à la pointe qui fait diagnostiquer pour tout le monde une affection organique du cœur.

J'en ai observé cinq cas, reconnaissables à ce fait que le bruit de la pointe est un bruit de houssine, c'est-à-dire un bruit spasmodique. Les malades sont guéries, c'étaient des femmes, et j'ai dû lutter longtemps sans pouvoir faire accepter mon diagnostic.

Dans les cas ordinaires, ceux que vous rencontrerez constamment dans la pratique, la fin de la période de tolérance arrivera bientôt, suivie de l'asystolie et de la détresse cardiaque, que je vous ai rapidement décrites dans ma dernière leçon. C'est alors que vous aurez recours aux médicaments cardiaques proprement dits, et à la *digitale* tout d'abord.

Je crois utile de m'étendre un peu longuement sur l'histoire et les propriétés de cette plante qui occupe une si grande place dans notre arsenal thérapeutique.

La digitale.

La digitale est une plante fort répandue en Europe, poussant dans les terrains siliceux ou argileux, se rencontrant au bord des bois, dans les endroits déserts, secs et incultes.

Cette belle plante, de la famille des scrofulariacées, est bisannuelle, la seconde année sa tige est haute de 60 centimètres à un mètre et plus; elle est droite, simple, arrondie, velue; ses feuilles, qui ressemblent à celles du bouillon-blanc et de la grande consoude, sont alternes, lancéolées, grisâtres en dessous, denticulées, un peu torses, elles mesurent de 20 à 40 centimètres sur 6 à 10 de large; frottées entre les doigts, les feuilles ont une odeur nauséeuse qui se perd à la dessiccation.

Les fleurs sont disposées en une longue grappe terminale et se présentent sous la forme d'une clochette teintée extérieurement en rose vif.

Les feuilles, qui seules sont employées en médecine, doivent être cueillies au moment de la floraison. Permettez-moi ici, Messieurs, une petite digression. Ce sont généralement des personnes peu expérimentées qui font la récolte des feuilles de digitale; d'autre part, toutes les plantes n'ont pas la même valeur; selon le terrain, selon l'âge, les feuilles de digitale sauvage renferment plus ou moins de principe actif; telle digitale peut renfermer dans ses feuilles 5 pour 1.000 de digitaline, tandis que telle autre en contiendra quelques traces seulement. Il importerait cependant d'avoir un médicament toujours identique, dont la composition ne serait pas aussi variable. J'estime qu'il y aurait avantage à pratiquer la culture des plantes médicamenteuses, on ferait ainsi une sélection dans les espèces et par une culture spéciale on arriverait certainement à des produits bien supérieurs. Pour arriver à ce but, il suffirait, je crois, de créer dans les concours horticoles une section pour les plantes médicamenteuses.

La digitale doit son action aux principes actifs qu'elle contient. Les principes qui ont été isolés sont assez nombreux, ce sont : la digitaline, la digitoxine, la digitaléine, etc.

La *digitaline* est un glycoside qui a été obtenu sous des aspects divers par différents chimistes, c'est ainsi que l'on connait les digitalines d'Homolle et Quévenne, de Nativelle, de Duquesnel, et la digitaline des Allemands. Il importe de bien spécifier chacun de ces produits qui sont aussi variables dans leur composition que dans leur action.

La digitaline d'Homolle et Quévenne, adoptée par les auteurs du Codex de 1866, est retirée de la solution aqueuse de feuilles de digitale, traitées ensuite par l'alcool et le chloroforme.

Cette digitaline se présente sous la forme d'une masse d'apparence résineuse, friable, douée d'une odeur aromatique *sui generis* et d'une amertume extrême, neutre au papier de tournesol, soluble en toutes proportions dans l'alcool et le chloroforme. Mais cette digitaline ne serait pas un produit pur et son action est irrégulière.

La *digitaline cristallisée* de Nativelle se présente sous forme d'aiguilles cristallines, blanches, solubles en toute proportion dans l'alcool, mais à peine solubles dans l'eau. Nativelle a démontré que c'était dans le résidu de la macération que se trouvait, en totalité, la digitaline unie à un principe amer non cristallisable; aussi a-t-il traité les feuilles de digitale par l'alcool et non par l'eau. Ainsi la digitaline d'Homolle et Quévenne ne serait point de la digitaline mais un autre produit, la digitaléine.

Duquesnel a obtenu une digitaline amorphe qui possède les mêmes propriétés que celle de Nativelle.

Schmiedeberg, un Allemand, a retiré plusieurs principes des feuilles de digitale, mais le produit qu'il appelle digitaline n'est autre que de la digitoxine.

La *digitaléine* est soluble dans l'eau, au contraire de la digitaline. Elle paraît être le produit actif de la digitaline d'Homolle et Quévenne.

La *digitoxine* est un produit très actif, mais qui ne possède aucune des qualités de la digitale.

Voyons quels sont les caractères et les propriétés du principe qui seul doit nous occuper, la digitaline française.

Cette substance est soluble dans le chloroforme et très peu dans l'eau; elle se colore en vert émeraude au contact de l'acide chlorhydrique, et prend une teinte brunâtre par l'addition d'acide sulfurique concentré.

Lafont a décrit une réaction nouvelle. On humecte la substance avec une faible quantité d'acide sulfurique et d'alcool par parties égales, et on chauffe jusqu'à l'apparition d'une teinte jaunâtre.

Des recherches auxquelles s'est livré Lafont sur la digitaline, il résulte que : 1° toutes les digitalines cristallisées françaises (Nativelle et Duquesnel) sont sensiblement identiques par leurs propriétés physiques et chimiques; 2° la digitaline amorphe d'Homolle et Quévenne et la digitaline chloroformique du Codex sont à peu près identiques à la digitoxine des Allemands, elles n'en diffèrent que par leur point de fusion qui est beaucoup moins élevé.

Les *propriétés pathogéniques* de la digitale qu'on étudie improprement, à mon avis, sous le nom d'action *physiologique*, ont pu être établies expérimentalement sur différentes espèces animales; mais tous les animaux ne réagissent pas d'une façon identique sous l'action de la digitale; tandis que le cœur de la grenouille est très sensible à ce poison, les oiseaux résistent au contraire; le chien a un cœur trop irrégulier pour qu'il soit possible de tirer des conclusions nettes relativement à l'étude d'un médicament cardiaque; le cobaye et le lapin paraissent de bien meilleurs réactifs pour l'étude pathogénique de la digitale.

1° *Action sur les voies digestives.* — La digitale a une action manifeste sur les voies digestives, elle produit de l'irritation et ce sont ces effets qui furent les premiers constatés, si bien que cette substance fut tout d'abord employée comme éméto-cathartique.

A dose thérapeutique, la poudre de feuilles détermine souvent de l'anorexie et de la pesanteur de l'estomac, parfois des nausées et des vomissements ; dans l'intoxication digitalique, les vomissements sont la règle. Les doses modérées entraînent la constipation, les doses fortes, au contraire, donnent de la diarrhée.

Cette action sur les voies digestives est moins marquée avec la macération et l'infusion qu'avec la poudre de feuilles; elle l'est moins encore avec la teinture.

2° *Action sur les organes de la circulation.* — C'est surtout sur les organes de la circulation que

la digitale manifeste son action; et c'est Withe-
ring qui le premier signala l'importance de ce fait.
Administrée à dose modérée et progressivement,
la digitale produit lentement, au bout du deuxième
ou troisième jour de l'administration du médicament, une diminution de fréquence des pulsations,
sans modification du rythme ; le pouls peut tom-
ber de 60 à 50 et même 40 pulsations, sans que la
santé générale du sujet paraisse troublée. Si l'on
cesse d'administrer le médicament, le ralentissement du pouls persiste encore pendant deux ou
trois jours, puis le nombre de pulsations redevient
progressivement normal. Ce n'est qu'à dose toxique
que la digitale altère le rythme et produit des intermittences avec un pouls géminé.

3° *Action sur la tension artérielle.* — Si le pouls
est ralenti sous l'action de la digitale, on observe
par contre une augmentation de volume de l'artère, le pouls semble plus ample sous le doigt qui
examine, il y a une augmentation manifeste de la
pression sanguine ainsi qu'on peut s'en assurer à
l'aide d'un manomètre chez les animaux et des
divers sphygmomanomètres chez l'homme. Toutefois cette élévation de la tension artérielle n'existe
que si l'on administre des doses modérées de digitale ; à dose toxique il se produit au contraire une
diminution de la tension artérielle.

4° *Action de la digitale sur le cœur.* — L'organe
central de la circulation présente des modifications dans sa fonction tout à fait typiques sous
l'action de la digitale. Cette substance produit,
ainsi que l'a établi Vulpian sur la grenouille,
l'arrêt du cœur en systole, avant que la motilité
volontaire, la sensibilité et les autres fonctions de
l'animal aient été touchées. Mais tandis que le

ventricule semble contracturé, les oreillettes au contraire sont dilatées, distendues.

Cette action d'arrêt sur le cœur a été diversement interprétée, les uns ont pensé que la digitale agissait d'abord sur les centres et secondairement sur le cœur par l'intermédiaire du pneumogastrique ; d'autres ont émis cette hypothèse que l'action de la digitale se faisait sentir sur les extrémités périphériques des nerfs cardiaques et sur les ganglions intra-cardiaques, mais Vulpian a montré que la digitale continuait son action sur les fibres cardiaques chez les animaux curarisés ; enfin d'autres admettent une action directe de la digitale sur la fibre cardiaque, ce qui expliquerait l'altération du rythme que l'on observe dans l'intoxication digitalique.

5° *Action de la digitale sur les nerfs vaso-moteurs.* — On a prétendu que la digitale avait une action sur les nerfs vaso-moteurs, c'est-à-dire sur le grand sympathique, qu'elle amenait le resserrement des vaisseaux périphériques, qu'en un mot elle avait une action vaso-constrictive ; Vulpian semble avoir réfuté victorieusement cette opinion de Legroux.

6° *Action de la digitale sur la moelle et les nerfs spinaux.* — Les phénomènes nerveux que l'on observe dans l'intoxication digitalique, bourdonnements d'oreilles, vertiges, délire, douleur le long de la colonne vertébrale, paraissent être dus à des modifications d'irrigation des centres nerveux plutôt qu'à une action directe sur le système nerveux.

7° *Action de la digitale sur les muscles striés.* — Cette action est manifeste et a été bien mise en évidence par Vulpian qui a montré la disparition de la contractilité musculaire sans que cette action puisse être mise sur le compte de l'arrêt du cœur ou d'une altération des nerfs moteurs.

8° *Action de la digitale sur les muscles à fibres lisses.* — Si l'on doit faire toutes réserves au sujet de l'action de la digitale sur les fibres lisses des viscères, il n'en est pas de même pour les fibres lisses des vaisseaux et Klug lui attribue une action directe amenant la contraction des petits vaisseaux.

9° *Action sur la température.* — L'influence de la digitale sur la température est certaine et l'abaissement se produit en même temps que le ralentissement du pouls. A l'état pathologique, chez les fébricitants, la digitale abaisse d'une façon notable la température, aussi son emploi a-t-il été accepté dans le traitement de la pneumonie.

10° *Action sur la respiration.* — La respiration n'est modifiée que si l'on emploie des doses toxiques et l'altération n'est en somme que secondaire.

11° *Action sur la sécrétion urinaire.* — La digitale n'a d'action bien marquée sur la sécrétion urinaire que dans certains états pathologiques; chez le sujet sain elle n'amène pas de diurèse, au contraire donnée à dose toxique elle provoque l'anurie. Mais la digitale administrée dans les cas d'hydropisie détermine des effets diurétiques remarquables et on peut dire que c'est le meilleur hydragogue que le thérapeute ait à sa disposition.

12° *Action sur les organes génitaux.* — La digitale provoque la contraction des capillaires utérins et cette propriété en fait un hémostatique aussi puissant que l'ergot de seigle pour arrêter les hémorragies de la ménopause et des femmes atteintes de corps fibreux.

Je ne puis, Messieurs, terminer ce rapide exposé sans vous dire que la digitale est un médicament qui s'accumule et que les doses légères finissent par devenir toxiques si leur usage se prolonge. La digitale ne se retrouve pas dans les urines, il est probable qu'elle est décomposée dans l'organisme.

Et maintenant, Messieurs, que nous connaissons la digitale dans son action pathogénétique, voyons comment nous l'appliquerons en thérapeutique.

Vous pouvez vous servir de la digitale sous diverses formes : en *macération*, en *infusion*, en *teinture*; enfin vous pouvez ne vous servir que du principe actif, la *digitaline*; mais sachez qu'il n'est pas indifférent d'employer l'une ou l'autre de ces préparations, que chacune a ses indications.

La *macération* est préférable pour obtenir l'action diurétique. Vous prescrivez 25 à 30 centigr. de poudre de feuilles de digitale dans 200 grammes d'eau froide. On laisse macérer douze heures, on filtre et la préparation est alors absorbée en cinq ou six fois dans la journée; on édulcore avec du *sirop des cinq racines.*

L'*infusion* agit surtout comme antithermique et vous pouvez élever la dose de 50 centigrammes à 1 gr. 50.

La *teinture alcoolique* contient le principe actif de la digitale, la digitaline, aussi aurez-vous recours à la teinture pour obtenir une action directe immédiate et locale sur le cœur, pour régulariser les pulsations cardiaques. Vous administrerez la teinture de digitale à la dose de 25 gouttes d'abord une ou deux fois par jour, puis on peut aller progressivement, jusqu'à la dose de 100 gouttes et

même 150 gouttes, c'est-à-dire jusqu'à 2 et 3 grammes par jour.

La *digitaline* de Nativelle ou celle de Duquesnel se prend en granules à la dose de un quart de
milligramme, mais je vous avoue que les dosages
par quart de milligramme m'ont toujours laissé
craintif ; aussi je préfère les solutions aux granules.
Vous pourrez vous servir de la formule suivante
de G. Sée :

Digitaline cristallisée. .   5 centigrammes.
Alcool . . . .   100 centim. cubes.

Chaque cuillerée à dessert de cette solution contient un demi-milligramme de digitaline, vous
faites prendre chaque cuillerée dans un quart de
verre d'eau sucrée ou dans une infusion de tilleul
ou de fleurs d'oranger.

M. Petit met la digitaline dans la formule suivante :

Digitaline cristallisée. . .   100 milligr.
Glycérine . . . .   333 —
Eau. . . . .   146 —
Alcool à 95°. . . . . . .   *q. s.* pour 100 cc.

50 gouttes de cette solution représentent un milligramme de digitaline.

Laissez-moi à ce propos vous rappeler que le
compte-gouttes doit être exactement calibré et
présenter un diamètre extérieur de 3 millimètres ;
la goutte pèse alors 5 centigrammes.

Mais n'oubliez pas, Messieurs, que la digitale
est un médicament qui s'accumule, que ses effets
d'autre part ne se font pas sentir immédiatement,
mais se continuent après la cessation du médicament. C'est ainsi que l'action diurétique de la macération ne se fait guère sentir que vers le troi-

sième ou le quatrième jour; il faut avoir soin de surveiller le pouls du malade et arrêter l'administration de la digitale lorsqu'on a obtenu une diminution notable dans le nombre des pulsations. Il est toujours prudent de ne pas prolonger l'administration de la macération ou de la teinture pendant plus de cinq ou six jours.

Cependant on peut administrer la digitale pendant un temps assez long, pendant plusieurs mois, sans observer d'intolérance, c'est lorsqu'on la fait prendre sous forme de *tisane diurétique*, elle se trouve alors associée à des espèces aromatiques et diurétiques, dans la formule suivante :

Espèces aromatiques. . .	20
Feuilles de digitale . . .	0,50
Nitrate de potasse. . . .	4
Follicules de séné	4
Eau bouillante.	un litre

Laissez digérer douze heures et filtrez.

A prendre par verres à bordeaux en commençant par deux ou trois et en allant jusqu'à cinq par jour.

En somme, Messieurs, vous trouverez dans la digitale le meilleur des médicaments cardiaques, mais cette substance doit être administrée à propos et, selon le cas, sous des préparations différentes. Ce n'est que lorsque le cœur ne suffit plus dans sa fonction, qu'il n'est plus suppléé, que vous aurez recours à la digitale, vous administrerez la teinture ou bien la digitaline pour corriger les irrégularités des pulsations, relever le myocarde, tandis que la macération vous débarrassera des hydropisies si fréquentes dans la période de détresse cardiaque.

IX

Le Strophantus.

Messieurs,

L'exploration de l'Afrique centrale nous a valu l'acquisition d'un médicament cardiaque qui, par ses propriétés, se place à côté de la digitale. Le strophantus fut rapporté par Liwingstone et l'action pathogénétique de cette plante, dont les indigènes retiraient un poison de flèches, fut tout d'abord étudiée par Pelikan et par Fraser.

Le strophantus est une plante de la famille des Apocynacées, se rapprochant de la pervenche de nos pays; c'est une liane originaire de la zone intertropicale et que l'on rencontre à l'ouest, au centre et à l'est de l'Afrique, de même qu'à Madagascar. Dans l'Inde, à Ceylan et à Java, on trouve aussi une espèce de strophantus, le *Strophantus Kombé*, un peu différente du *Strophantus hispidus* provenant des bords du Niger et du Gabon. Une troisième variété, le *Strophantus glabre*, serait beaucoup plus active que les précédentes.

La partie employée du strophantus est la graine. Les graines du strophantus, au nombre de deux à trois cents, sont renfermées dans deux follicules allongés et rigides, à paroi épaisse; ces graines, de couleur brune, de forme allongée, sont prolongées au sommet par une sorte de baguette toute chargée de soies disposées en éventail.

ACTION PATHOGÉNIQUE. — Le principe actif qui a été retiré des graines du strophantus par M. Ar-

naud porte le nom de *strophantine*; c'est un glycoside très soluble dans l'eau et dont l'action sur
le cœur est des plus manifestes.

Ce qui frappe tout d'abord dans l'étude de cette
substance, c'est son action paralysante, amenant
rapidement la rigidité cadavérique, et il est facile
de s'assurer, sur la grenouille par exemple, que
le cœur perd sa contractilité avant tous les autres
muscles striés du squelette. Pelikan, de Saint-
Pétersbourg, qui, le premier, étudia l'action physiologique du strophantus, prétendit que c'était un
poison du cœur, agissant sur les éléments nerveux
de cet organe. Polaillon et Carville, en 1872, recon-
nurent que le strophantus agit sur la fibre musculaire dont il détruit rapidement la contractilité,
mais paraît agir aussi sur le système nerveux et
sur le système vasculaire périphérique. Les travaux de Fraser, de Gley et Lapicque sont venus
fixer nos connaissances sur l'action physiologique
de ce précieux médicament.

Action sur le cœur. — Injectée à forte dose
sous la peau d'une grenouille dont le cœur est mis
à nu, la strophantine agit rapidement et l'on constate tout d'abord un ralentissement notable des
pulsations cardiaques avec un prolongement très
marqué de la systole ventriculaire; bientôt les
systoles sont incomplètes, le ventricule cesse de
se contracter et s'arrête en systole tandis que les
oreillettes continuent un certain temps leurs contractions et s'arrêtent enfin en diastole.

A petite dose, le strophantus agit d'une façon différente; il ralentit encore le cœur, mais en prolon-
geant la diastole ventriculaire au lieu de la systole.

Si l'on compare, ainsi que l'a fait Fraser, l'action
toxique de la strophantine avec les différents
autres poisons du cœur, on trouve que ce gluco-

side est 8 fois plus actif que *l'adonidine*, la *scil-litoxine*, *l'erytrophléine*, 20 fois plus que *l'helléborine*, 30 fois plus que la *convallamarine*, 300 fois plus que la *digitaline*, 6.000 fois plus que la *saponine*, enfin 30.000 fois plus que la *spar-téine* et la *caféine*.

Action sur les vaisseaux. — La strophantine a une action des plus manifestes sur la pression artérielle et tous les auteurs qui ont expérimenté cette substance s'accordent à signaler l'augmentation de la pression artérielle. Mais par quel mécanisme produit-elle ce phénomène? Y a-t-il vaso-constriction, ainsi que l'admettent Gley et Lapicque ou bien est-ce l'action directe sur le cœur qui, en augmentant l'énergie de la contraction, retentit sur la pression sanguine? L'action vaso-constric-tive du strophantus a été niée par la plupart des auteurs. Polaillon et Carville, Fraser, etc., ne l'ont pas constatée, pas plus que Delsau (de Liège) qui cependant a mis en pratique pour ses recherches les moyens physiologiques les plus exacts. C'est donc par une action directe sur le cœur que le strophantus exercerait son action sur la circulation, les pulsations cardiaques seraient beaucoup plus énergiques après l'absorption à petites doses de cette substance. Bucquoy, de son côté, étudiant chez l'homme l'action des strophantus, a constaté que le pouls devient plus fort, moins fréquent et plus régulier; cependant cette dernière propriété paraît douteuse car la régularisation fait souvent défaut, nous verrons qu'elle est le propre d'une autre substance, la spartéine. L'absence de vaso-constriction est fort importante, car celle-ci ne peut qu'augmenter la résistance à la circulation sanguine et oblige le myocarde à un travail plus grand à chacune de ses systoles.

Action sur la respiration. — Les modifications que subit la respiration sous l'action du strophantus suivent une marche parallèle à celles que l'on observe du côté du cœur; il y a d'abord accélération puis ralentissement; cependant Gley et Lapicque ont constaté que la respiration était fortement troublée avant que le cœur présentât un désordre quelconque.

Enfin le strophantus déterminerait une diminution du pouvoir excito-moteur de la moelle.

Action sur la sécrétion rénale. — La diurèse serait nulle chez les animaux soumis à l'action du strophantus; cependant Bucquoy prétend qu'elle est constante chez l'homme et qu'elle se produit sans qu'il y ait chez le malade œdème ou ascite; elle apparait dès le deuxième jour de l'administration du médicament et dure tant que l'usage en est continué; les urines paraissent colorées en rouge mais ne contiennent pas de sang ni d'albumine.

Emploi thérapeutique. — Vous venez de voir, Messieurs, quels sont les renseignements que nous fournit l'expérimentation sur l'action pathogénétique du strophantus; cette action sur le cœur est manifeste et des plus énergiques. Voyons maintenant quel parti peut en tirer la thérapeutique.

Fraser, le premier, se servit du strophantus dans le traitement des affections cardiaques. Le strophantus introduit dans l'organisme de l'homme exagère la contractilité de tous les muscles striés, rend leur contraction plus complète et plus profonde; en réglant convenablement la dose, on peut limiter cette action exclusivement au cœur alors que les autres muscles du corps paraissent ne subir aucune influence; c'est un tonique du cœur, il soutient et fortifie l'énergie des systoles.

Ce médicament a été essayé dans différentes affections : Zerner et Low l'ont prescrit dans l'asthme cardiaque, mais son action paraît inconstante ; Bucquoy le conseille dans l'angine de poitrine et le goitre exophtalmique ; Langaard dit s'en être bien trouvé dans l'insomnie des cardiaques ; mais il est incontestable que le strophantus trouve son application dans la sclérose mitrale, à la fin de la période de tolérance, alors que la fatigue se montre, et tous les auteurs s'accordent à vanter à ce moment son action efficace. Le strophantus est d'autant plus précieux qu'il ne s'accumule pas dans l'organisme, peut être prescrit pendant assez longtemps sans occasionner d'intolérance, et qu'il peut, d'après Moncorvo, être administré sans inconvénient même chez les enfants. Son application dans les lésions de l'orifice aortique est plus discutable, et si Bucquoy le préconise, la plupart des auteurs disent n'en avoir retiré aucun bénéfice. Vous pourrez toujours en conseiller l'emploi pour continuer l'action de la digitale que vous auriez prescrite et que son intolérance vous oblige à suspendre.

Il est cependant, Messieurs, des cas dans lesquels vous devez absolument vous abstenir de prescrire le strophantus ; c'est lorsque vous constaterez une dégénérescence avancée du cœur, une hypertrophie accentuée, avec lésions valvulaires multiples ; il serait imprudent de forcer le travail du muscle cardiaque déjà atteint dans ses éléments. Ne le prescrivez pas non plus dans les artério-scléroses, ni dans les albuminuries, vous n'en retireriez aucun bénéfice et vous pourriez nuire à votre malade.

Et maintenant sous quelle forme prescrirez-vous le strophantus en clinique ? Vous pourrez l'administrer soit en poudre, soit en teinture, soit en extrait, enfin vous aurez à votre disposition le principe actif, la strophantine.

La *poudre de semences* est peu en usage, néanmoins vous pourrez la donner à vos cardiaques par prises de 0.05 centigrammes que vous renouvellerez quatre à cinq fois par jour.

La *teinture alcoolique* est employée à des titres différents qu'il importe de bien déterminer dans vos prescriptions ; Fraser se sert d'une préparation au 1/20 et donne de X à XXX gouttes par jour, en trois fois ; le *Codex* indique une solution au 1/5 dont on peut donner de V à XV gouttes ; vous ferez prendre ces teintures soit dans de l'eau sucrée, soit en les incorporant dans une potion.

L'*extrait sec de strophantus* est une bonne préparation et se prescrit en granules de un milligramme, vous en donnerez de trois à cinq par jour, suivant la susceptibilité des malades.

Si les préparations précédentes sont parfois variables dans leurs effets, cela tient à la variabilité de la composition qui peut être plus ou moins riche en principe actif ; aussi si vous voulez avoir des effets constants, toujours identiques. vous emploierez le glucoside. la *strophantine*, mais sachez que la clinique montre que si l'action cardiaque de ce principe est manifeste et des plus énergiques, il ne donne pas le maximum des effets que l'on obtient par l'usage de l'extrait de strophantus, les semences contiennent autre chose qui ajoute son action à celle de la strophantine. Vous prescrirez la strophantine en granules de un dixième de milligramme, et vous pourrez en donner de un à quatre par jour.

TABLE DES MATIERES

PARIS. — IMP. GOUPY, G. MAURIN SUCC., RUE DE RENNES, 71.

www.ingramcontent.com/pod-product-compliance
Ingram Content Group UK Ltd.
Pitfield, Milton Keynes, MK11 3LW, UK
UKHW020943140726
13695UKWH00003B/1188